介護食ハンドブック

第2版

カラー献立 57 点

手嶋登志子 編

大越ひろ 著
椎野恵子
塩浦政男
手嶋登志子
松崎政三

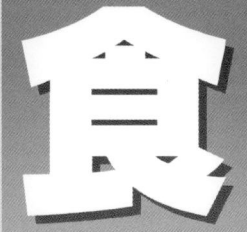
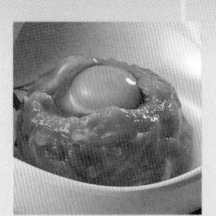
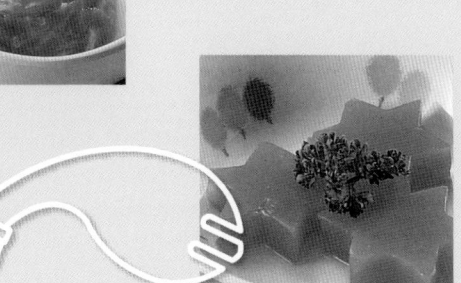
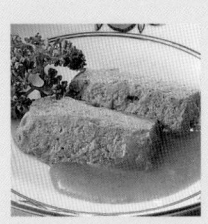

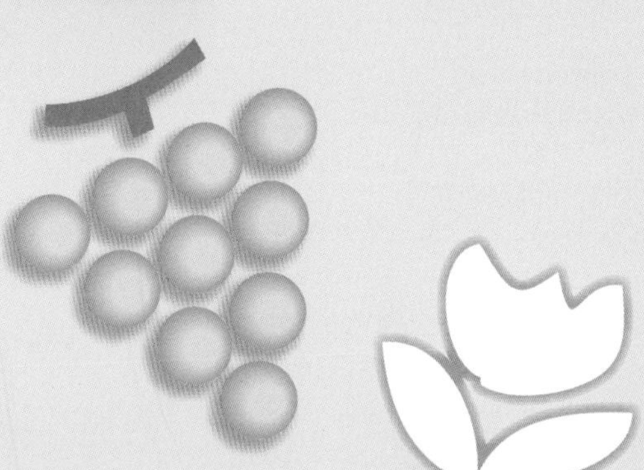

医歯薬出版株式会社

This book was originally published in Japanese
under the title of :

KAIGOSYOKU HANDOBUKKU
(A Handbook for Nursing-care Diet)

Editors :

TESHIMA, TOSHIKO
   Professor, Nutrition Education,
   Department of Home Economics,
   Hamamatsu University

© 1999 1st ed.
© 2010 2nd ed.

ISHIYAKU PUBLISHERS, INC.
   7-10, Honkomagome 1 chome, Bunkyo-ku,
   Tokyo 113, Japan

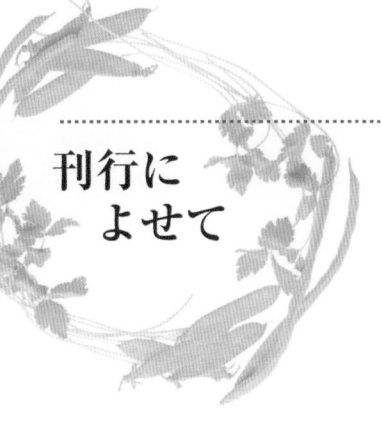

刊行によせて

　人のいのちの終わりが近いことを予知する兆候はいろいろあるが，本人の苦痛はもとより，介護者にとっても辛い思いを味わうものの一つは嚥下障害である．栄養の低下と脱水症状が起きるので，なんとか水分補給をしようと試みるが，誤嚥による肺炎のおそれや窒息の危険性が高いので，つい経口摂取の努力を鈍らせることになる．

　筆者の経営する特養ホームでも，1984年ころまでは協力病院に入院していただいたが，あるときふと気づいてみると，入院したほとんどの人が帰らぬ人となっていたのである．もちろん，それぞれが重い病気をもっていたので，死は免れえなかったといえばそれまでだが，どうもそれだけではないのではないか，入院させたこと自体に原因があったのではないか，という思いがつのるのであった．きっと老人たちは，私たちが口で言わなくても，自分の容態が施設では手に負えないほど重いので，介護をあきらめて入院させられたと思ったのではないか．その結果，自分はもうダメだと，死を早めてしまったのではないかという反省であった．

　介護とは，単に身の回りの援助だけでなく，心の部分まで支えていることを改めて認識するとともに，口から食べることが，どれほど大きな生き甲斐になっているかということを発見したのも，大きな収穫であった．

　このような経緯があって介護食の研究は始まったが，嚥下に障害があれば鼻経管や完全静脈栄養が現在も当たり前に行われている状況のなかで，口から食べさせる研究は皆無であり，どこから手をつければよいかわからなかった．幸い，久留米大学医学部耳鼻咽喉科学教室（主任・平野　実教授）が，早くから嚥下障害について研究していることを知り，文献の恵与を受け嚥下メカニズムの理解を深めることはできたが，当時はまだ口から食べさせる研究は前人未到の領域であった．

　その後，介護食の調理法や体位の保持，食べさせ方の工夫など，試行錯誤のなかから多くのことを発見し介護食を完成させたが，その陰には手嶋教授や椎野管理栄養士など，たくさんの方々のご協力があったことを改めて感謝したい．

　ともあれ今後の高齢社会では，痴呆や脳血管障害に合併する嚥下障害は避けられない課題であり，その場合，介護食はきわめて有用な役割を果

刊行によせて

たすことになると考えられる．というのは，高齢者の人権を尊重し，QOLという視点から考えると，現在一般化されている非経口的栄養管理は，いつか見直しを迫られ，食事や水分摂取の基本は，あくまでも経口的であるべきという風潮が高まるのではないかと思われるからである．

慶應義塾大学医学部消化器内科の石井裕正教授は，「栄養は経口的ルートで補給される場合と，完全静脈栄養などの非経口的ルートで行う場合とでは，免疫ネットワークへ与える影響に大きな差異が生じる．完全静脈栄養は食事摂取の不十分な患者の栄養管理に広く応用されているが，その結果，腸管の粘膜萎縮をきたし，さらに感染症への抵抗力を減少させる」と述べ，さらに「長期間，完全静脈栄養でラットを飼育すると，T細胞数の減少を伴うパイエル板の減少が顕著に見られる．これは経口摂取の刺激がGALT（消化管リンパ組織）の機能と形態を維持するのに，いかに重要かを示唆している」と述べている．その意味で，非経口的栄養管理に依存するのは極力避けるべきであり，高齢者を終わりまで人間らしく支えるうえで，介護食は欠くことのできない食事であることを強調しておきたい．

高齢者総合福祉施設 潤生園　**時　田　　　純**

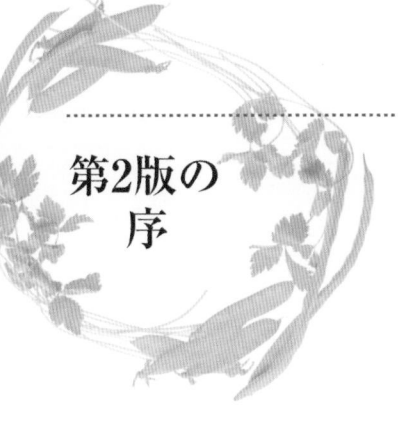

第2版の序

　本書『介護食ハンドブック』の初刊は，介護保険法がわが国ではじめて制定された記念すべき年，2000年のことであった．あれからまだ10年しか経っていないのかと思うほど，世の中の様相は激変した．人口高齢化はますます進展し，要介護者の増加により，国をあげて高齢化対策に取り組まざるをえなくなり，とくに，認知症や嚥下障害の問題が大きな社会問題になってくるのは自明のことである．

　この介護食ハンドブックが上梓された1999年の高齢化率は16.7％であり，わずか10年足らずの間に6ポイントも上昇し22.7％となった．今後の人口予測をみても2025年には28.7％が高齢者になることが予測されている．とくに75歳以上の後期高齢者は10％を超え，医療・介護・福祉・在宅の場では，食事を普通に口から食べられない人や低栄養の人への対応がますます緊急な重要課題になってきた．

　摂食・嚥下障害に関わるあらゆる職種の人々は，口から美味しく食事をするための努力を惜しまず，最大の努力をしていかなければならない．

　国としての対応は，2005年10月の介護保険法改正により，介護老人施設において管理栄養士による栄養ケア・マネジメントが施行されることになり，要介護高齢者の低栄養状態を早期に発見し"食べること"を通して低栄養を改善し，自分らしい生活の確立と自己実現を支援することを目的に，個別に対応した栄養管理を実施する取り組みがはじまった．摂食・嚥下困難な施設入居者の「口から食べる」ための取り組みに"経口移行加算"が創設されることになり，また2006年4月から"経口維持加算"も追加された．

　また，懸案になっていた"嚥下食の基準化"の問題については，2008年に厚労省により設けられた「特別用途食品制度の在り方に関する検討会」のなかで，これまでの高齢者用食品は「えん下困難者用食品」になり，基準Ⅰ・Ⅱ・Ⅲの3段階のレベルが設けられ，2009年4月1日から新制度による認可が消費者庁においてはじまった．

　施設や在宅の摂食・嚥下困難な療養者に提供する食事は，個々の摂食・嚥下機能に応じた食形態の食事で対応をする必要がある．しかしながら，その標準となる基準マニュアルがこれまでないため，各施設ではさま

第2版の序

ざまな名称の食事（嚥下食，介護食，やわらか食，ソフト食，刻み食，ブレンダー食など）が提供されており，その食種をだれがどのようにして決めるのかなど，早急に解決すべき介護食をめぐる問題点が多くある．

医療や介護に携わる専門職は，療養者とともに納得できるよいケアがどうすればできるのかと，日夜頭を悩まし続けている．

本書の基本となっている"介護食"のコンセプトは，最後まで人間としての尊厳を維持し，口から美味しく食べられる食事によってQOLを維持することにある．

本書の改訂にあたり，初心を忘れず，介護食のもつ意味をさらに深めていけたらよいと願っている．

2010年9月

編著者代表　手嶋登志子

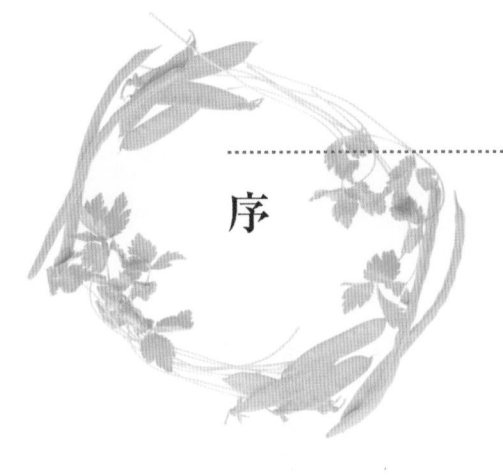

序

「お食事はいかがですか？」「おそうめんですけど，ぜひ召し上がってみてください」——その"おそうめん"は，つけ汁と一緒に寒天で寄せられて，水ようかんのようにお皿の上にきれいな彩りで盛りつけられていました．食べられなければ，"刻み食"，"ミキサー食"，"チューブ栄養"，そして"点滴"という光景を見慣れていた十余年前の私と"介護食"との衝撃的な出合いでした．

この特別養護老人ホーム潤生園では，認知症のお年寄りでも"人間らしく"最後まで口からおいしく食事をすることができるように，咀嚼や嚥下障害の程度に合わせた食物形態に調理し，それもどろどろのままでなく，きれいに再成型した食事をケアワーカーの方が敬語をつかって食事介助しているのでした．

「あなたが食べたくないもの，おいしくないものを，どうしてお年寄りが食べてくれますか」「信頼感がないと，なかなか口を開けてくれませんよ」．介護食を考案されたという時田施設長は，優しそうなお顔をちょっと厳しくして話されました．

すっかり，"介護食のとりこ"になってしまった私は，多くの方々，とくに栄養士の方々にぜひ知ってもらいたいと考え，月刊誌「臨床栄養」に取材をお願いしたのですが，当時は病院中心に取材していたこの雑誌の担当者は，「老人ホームでは撮影場面が足りないのでは」と，はじめは断られたのです．しかし，「高齢社会ではもっとも重要になるテーマですよ」という"熱心な口説き（？）"に応えて，やっと編集部のN氏が小田原に出かけてくださり，"介護食"の4回連載が実現したのです．この連載は医療や介護の場で，日夜お年寄りの食事に関わっていた心ある人々に，大きなショックと感動を与えたものでした．しかし，まだ一般の栄養士には嚥下障害に対する知識や関心はほとんどなかったのです．

その後，本書の著者たちは当時，聖隷三方原病院リハビリテーション科長であった塩浦政男先生とともに，"嚥下障害のある老年者のための食事（介護食）の開発—介護食による栄養管理とテクスチャー"というテーマで研究助成を受け，共同研究を行い，報告書（すかいらーくフードサイエンス研究所による研究助成）をまとめました．そこで，これをベースに本をつ

序

くり，"嚥下障害と食事の関わり"，"介護食の意義"，"介護食のレシピ"を少しでも世に広めることができないものかと考えました．

しかし，時間を食いつぶす悪魔の仕業（?）なのか，多くのアクシデントがつぎつぎと本書の完成を妨げ，企画から完成までに予想以上に年数が経過してしまい，皆様に多大なご迷惑をおかけしてしまいました．それでもやっと，介護保険のスタートを前になんとか発刊することができました．

本書の刊行にあたって，老年栄養学に開眼させてくださった元浴風会病院副院長　篠原恒樹先生，絶大なるご支援を賜った潤生園理事長　時田純先生，聖隷三方原病院栄養科長　金谷節子先生，多くのことをお教えいただきご協力くださった職員の方々やお年寄りの方々，そして私どもを励まし根気よく出版までこぎつけてくださった医歯薬出版編集部に心から感謝申し上げます．

　　一人でも多くの方々の"口から食べる幸せ"を願って
　1999年10月

著者代表　手嶋登志子

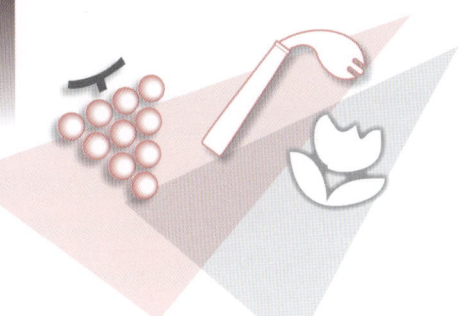

介護食ハンドブック 第2版

CONTENTS

刊行によせて ……………………………… *iii*
第2版の序 ………………………………… *v*
序 …………………………………………… *vii*
はじめに …………………………………… *1*

1 高齢化と摂食・嚥下障害　手嶋登志子 …… 2

1─人口の高齢化と要介護高齢者の増加 …… *2*
2─高齢者の栄養状態に影響する要因 ……… *2*
3─高齢化に伴う摂食・嚥下機能の低下 …… *4*
　1）老化と食事摂取 ………………………… *4*
　2）老化と嚥下機能の低下 ………………… *4*
　3）咀嚼力の低下 …………………………… *4*
　4）食欲不振 ………………………………… *4*
　5）コミュニケーション障害 ……………… *5*

2 嚥下のメカニズム　塩浦政男 ……………… 6

1─先行期 ……………………………………… *6*
2─準備期 ……………………………………… *7*
3─口腔期 ……………………………………… *9*
4─咽頭期 ……………………………………… *9*
5─食道期 ……………………………………… *10*

3 嚥下障害とは　塩浦政男 …………………… 11

1─嚥下障害の原因 …………………………… *11*
　1）静的障害 ………………………………… *11*
　2）動的障害 ………………………………… *12*
2─嚥下の各期別の問題 ……………………… *12*
　1）準備期および口腔期 …………………… *12*
　2）咽頭期 …………………………………… *13*
　3）食道期 …………………………………… *14*

4 嚥下機能の評価　塩浦政男 ………………… 15

1─臨床評価 …………………………………… *15*
　1）臨床症状 ………………………………… *15*
　2）病歴 ……………………………………… *15*
　3）神経学的診察 …………………………… *15*
　4）血液検査等 ……………………………… *16*
2─嚥下造影検査 ……………………………… *16*
3─その他の検査 ……………………………… *18*

5 嚥下障害の治療　　塩浦政男　……19

- 1—先行期 ……19
  - 1）意識障害，失認症，失行症 ……19
  - 2）食事介助 ……19
- 2—準備期および口腔期 ……19
  - 口唇，舌，咬筋，頸部の運動障害 ……19
- 3—咽頭期 ……20
  - 1）前咽頭期型 ……20
  - 2）喉頭挙上期型 ……20
  - 3）喉頭下降期型 ……21
- 4—食道期 ……21
  - ■ 食器への配慮 ……21
  - ■ 食べるときの姿勢 ……22

6 介護食とは何か　　手嶋登志子　……23

- 1—"口から食べる"という意義 ……23
- 2—嚥下食と介護食 ……23
- 3—介護食の条件 ……25

7 介護保険と介護食　　手嶋登志子　……26

- 1—介護保険と栄養士業務 ……26
- 2—要介護・要支援状態の認定 ……27
- 3—要介護状態と"介護食" ……27

8 摂食・嚥下障害をもつ高齢者の栄養管理　　松崎政三　……28

- 1—高齢者の特徴 ……28
- 2—栄養アセスメント ……28
- 3—栄養基準量 ……30
- 4—栄養療法の実際 ……31
- 5—栄養教育 ……31
- 6—栄養教育の効果判定 ……31
- 7—嚥下障害者への具体的対応 ……33
  - 1）嚥下の課程と嚥下障害 ……33
  - 2）安全な食物摂取の訓練と条件 ……34
  - 3）安全な姿勢 ……34
  - 4）訓練食 ……35
  - 5）食事の必要条件 ……35
  - 6）メニューのポイント ……36
  - 7）嚥下困難食の適応食品と調整 ……37
  - 8）栄養教育 ……38

9 介護食の形態とテクスチャー　　大越ひろ　……40

- 1—介護食の形態 ……40
- 2—介護食のテクスチャー ……40
  - 1）食物のテクスチャーとは ……40
  - 2）テクスチャー測定の手法 ……40
  - 3）咀嚼や嚥下とテクスチャーのかかわり ……41

3―介護食の形態とテクスチャーの特徴 ……… 41
1) 介護食の形態の特徴 ……… 41
2) 介護食のテクスチャーの特徴 ……… 41

4―介護食のテクスチャーを変化させる要因 …… 44
1) 種類（素材の品質） ……… 44
2) 濃度 ……… 45
3) 温度 ……… 45

10 介護食のつくり方のポイント　大越ひろ ……… 46

1) 時間をかけて軟らかく調理する ……… 46
2) ゼラチン，寒天などを使ってゼリー状にする ……… 47
3) ゼラチンや寒天で軟らかい寄せものにする ……… 48
4) 汁ものはでん粉類などでトロミをつける … 48
5) くずあんやクリームをかける ……… 48
6) 卵を使って軟らかい蒸しものにする ……… 48
7) やまのいもなど，つるりとしたものをかけたり，あえたりする ……… 49
8) 油を使ってのどごしのよい状態にする …… 49

11 嚥下障害の対応事例 ……… 50

病院の場合 ……… 塩浦政男　50
特養老人ホームの場合 ……… 椎野恵子　54
1―高齢者と嚥下障害 ……… 54
2―嚥下障害の事例 ……… 54
3―われわれの研究――嚥下障害への対応 ……… 54
4―"救命食"の開発 ……… 55
5―"介護食"の一症例 ……… 56

12 在宅患者の食事ケアのポイント　松崎政三 ……… 57

1―寝たきりで食べるところへ行けない場合は … 57
2―食事をする体位がとれない場合は ……… 59
3―手で食事器具がつかめず，口に運べない場合は ……… 59
4―食欲がない場合は ……… 59
5―歯が悪くて咀嚼や嚥下がうまくできない場合は ……… 60
6―誤嚥が心配なときの食べさせ方 ……… 60
7―水分補給の目安 ……… 61
8―誤嚥した場合の対策 ……… 61

13 食事ケアの方法　椎野恵子 ……… 63

1―高齢者に起きる食生活障害 ……… 63
2―食べる機能障害はどのくらいあるか ……… 63
3―嚥下は嗜好や食欲にも深くかかわっている … 64
4―食物形態は嚥下に大きく影響する ……… 64
5―嚥下障害を知ること ……… 64
1) 口唇の動きをみる ……… 64
2) 歯の状態と咀嚼機能をみる ……… 65
3) 舌の動きをみる ……… 65
4) のど仏の動きをみる ……… 66

14 介護食の栄養学的検討　手嶋登志子　67

1—栄養学的検討の必要性　67
2—栄養素等摂取状況の推移　68
3—身体状況の推移　68
4—検討結果から　69

15 テクスチャーを改良する素材とその使い方　大越ひろ　70

1—ゲル化剤　70
　1）寒天　70
　2）ゼラチン　71
　3）カラギーナン製剤　73
　4）でん粉　73
　5）ペクチン　73
　6）カードラン　73
　7）その他のゲル化剤　73
2—トロミ調製食品　74
　1）粘度（トロミ）の目安　74
　2）市販されているトロミ調製食品の分類と特徴　74

16 市販介護用食品と栄養補助食品の活用　大越ひろ　78

1—市販介護用食品の使い方と活用　78
　1）市販介護用食品の有用性　78
　2）市販介護用食品の種類　78
　3）日本介護用食品協議会とユニバーサルデザインフード（UDフード）　79
　4）市販介護用食品の活用　79
2—栄養補助食品　80
　1）栄養補助食品はなぜ必要なのか　81
　2）栄養補助食品に属する製品とは　81
　3）たんぱく質調製食品など　81
　4）水分補給ゼリー　82
　5）流動食品　82

17 経腸栄養法　松崎政三　84

1—経腸栄養法とは　84
2—栄養補給の方法　84
3—経腸栄養法の適応と投与ルートの選択　84
4—経腸栄養剤の適応疾患と選択　85
5—経腸栄養の禁忌について　85
6—経腸栄養剤使用の問題点と対策　86
　1）投与速度　86
　2）栄養剤の浸透圧　86
　3）栄養剤の組成　86
　4）栄養剤の細菌汚染　86
7—経腸栄養剤の分類　87
8—経腸栄養剤の選択　87
9—胃瘻，腸瘻ルートを選択する場合　88
　1）意識障害などによる適応　88
　2）経皮内視鏡的胃瘻造設術　88
　3）経腸栄養の禁忌　88
　4）経腸栄養剤固形化投与　88

付録　便利な自助具のいろいろ……………………………………………89

介護食献立　椎野恵子……………………………………………91

一品料理……………………………92
赤のグループ……………………………92
　卵黄プリン……………………………92
　鶏肉ととうもろこしのスープ……………92
　牛肉ゼリー……………………………92
　鶏の寄せ蒸し…………………………93
　鶏の水炊き……………………………93
　レバーのテリーヌ………………………94
　きんめだいの煮こごり…………………94
　豆腐と豆のアイスクリーム……………94
　まぐろのたたき…………………………95
　むきがれいのもみじソースホイル蒸し……95
　さけのムース…………………………96
　えびだんご……………………………96
　親子蒸し………………………………96
　魚のとろろ蒸し…………………………97
　博多寄せ………………………………97
緑のグループ……………………………98
　ほうれんそうの寄せもの………………98
　わかめの寒天寄せ……………………98
　野菜の白和え寒天寄せ………………98
　じゃがいも，にんじん，いんげんの寄せ合わせ　99
　カリフラワー寄せなめこあんかけ………99
　なすの寒天寄せ(甘みそがけ)…………100
　はくさいの土佐和え…………………100
　とうがんの吉野汁……………………100
　しいたけのバター寄せ………………101
　ぜんまいの煮つけ……………………101
　うどの甘酢寄せ………………………101
　かぼちゃプリン………………………102
　ひじきの炒り煮寄せ…………………102
　きんぴらごぼうの寒天寄せ……………102

　かぶのごまあんかけ…………………103
　にんじんゼリー………………………103
　おろしりんごのゼリー寄せ……………103
黄のグループ……………………………104
　とろろ汁………………………………104
　さといものごま汁………………………104
　じゃがいもの冷やしスープ……………104
　白粥の梅あんかけ……………………105
　雑炊の茶碗蒸し………………………105
　小田巻き蒸し…………………………105
　吉野くずの冷やしだんご………………106
　さといものみたらしだんご……………106
　じゃがいも寄せの梅ソース……………106
　カステラプリン…………………………107
　フレンチトースト………………………107
　さつまいもの水ようかん………………107
救命プリン………………………………108
　ヨーグルトゼリー………………………108
　ミルクプリン……………………………108
　レモンシャーベットソフト………………108
　水ゼリー(オリゴ糖入り)………………109
　ウルトラポカリゼリー…………………109
　ウルトラお茶ゼリー……………………109
　ぶどうジュースゼリー…………………110
　ウルトラピーチゼリー…………………110
　トマトジュースゼリー…………………110
組み合わせ献立—四季の行事食……111
　ひなまつり/春　寄せずし・ほか………111
　七夕/夏　うなどん・ほか………………112
　お彼岸/秋　おはぎ・ほか……………113
　おせち料理/正月　雑煮・ほか………114

Q&A 115

嚥下障害 .... 塩浦政男 115　　嚥下訓練・栄養補助食品 .... 松崎政三 121
介護食の形態 .... 大越ひろ 119

介護食献立の学会分類 2013（食事）早見表との対応　　大越ひろ 125

文献 128

はじめに

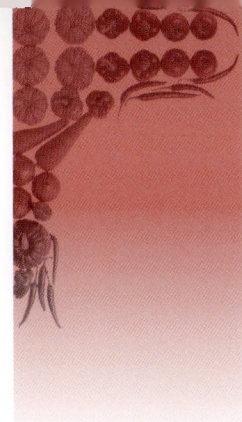
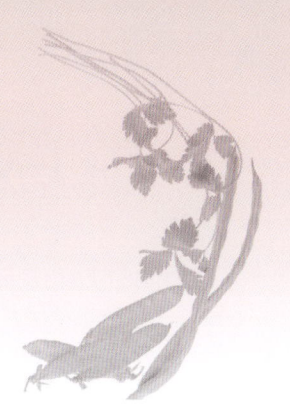

　われわれが健康に生きていくためには，食物の口への取り込みから，咀嚼，飲み込み，消化，吸収，利用，排泄までの過程で，それぞれの機能が順調に営まれることが前提条件となる．しかし，老化や病気などでこれらの機能が障害されると，食物がのどに詰まったり，むせたりし，飲み込むことが困難となる．

　たとえば，寝たきり，重度の認知症，あるいは脳卒中後遺症などで運動障害のある高齢者では，食事をするとむせたり，気管に入ったりして，牛乳や汁ものも飲めないような"嚥下障害"に苦しむことが少なくない．

　著者がこの嚥下障害という言葉を意識し，その重要性に気づいたのは，十数年前，浴風会病院での老年期認知症の包括調査研究に参加中のことであった[1]．認知症患者の末期に嚥下障害があり，そのために嚥下性肺炎となったり，摂食困難になったりし，チューブや輸液による栄養が行われることがある，ということからであった．うかつにも当時の著者は，高齢者の摂食障害に関して，咀嚼と味覚の障害ぐらいにしか考えていなかったので，このことはショックであった．さっそく，嚥下障害のある認知症高齢者の食事摂取と栄養状態をみるために，特別養護老人ホーム「潤生園」との共同研究を開始した．

　そのころ，潤生園では時田施設長のもと，調理，栄養，介護などのスタッフが一丸となり，摂食・嚥下障害のある認知症高齢者に，何とか人間らしく口からおいしく食べさせられる食事はないだろうか，という工夫・研究が重ねられていた．そして，嚥下障害者のための食事として，"見るからにおいしそうで飲み込みやすい"食事が開発された．

　"介護食"と名づけられたそれは，これまでのような"いかにもまずそうな"どろどろの流動食ではなく，高齢者のQOL（Quality of Life：生命の質）に配慮した[2]，見るからにおいしそうな"お食事"であった．

　その後，介護食による栄養摂取の追跡研究[3]を進めていくうちに，嚥下障害に対応する食事は，栄養・嗜好面だけでなく，とくに食形態（調理物性）と嚥下の評価面からの検討が不可欠であることに気づき，聖隷三方原病院リハビリ科との共同研究に発展した[4]．

　本書の執筆者は，その共同研究に取り組んできたメンバーを中心に構成されており，本書を通して，介護食の原点である"人間らしく口からおいしく食べる"ことの意義とその方法などについて，少しでも伝えることができればと願っている．

1 高齢化と摂食・嚥下障害

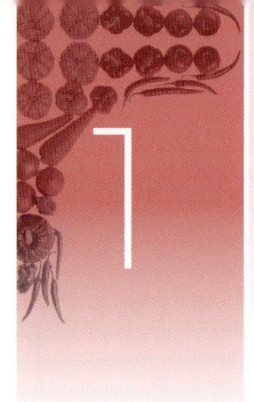

1―人口の高齢化と要介護高齢者の増加

1994年，わが国はこれまで世界が経験したことのない猛スピードで高齢社会に突入した．

WHOでは，65歳以上の高齢者の総人口に占める比率（高齢化率）が7％になった社会を高齢化社会（aging society），14％になった社会を高齢社会（aged society）と定義しているが，わが国は予測よりも早く24年で，このラインを突破した[1]．

このままの状況でいくと，2025年には現在の約1.5倍が65歳以上となり，とくに75歳以上の後期高齢者の比率は現在の3倍近くに増加するものと予測されている．後期高齢者が増加するということは，要介護高齢者や要支援高齢者が増加するということであり，そのための支援対策が急がれるわけである．

平成18年4月から施行された改正介護保険法によって，わが国の高齢者施策は「介護予防」によって介護の重度化を防止し，活力ある超高齢社会を実現できることを目指す「予防重視型システム」へと大きく転換した．そのなかで注目すべきは，介護予防の重点メニューのなかに「栄養改善」と「口腔機能の向上」が取り上げられたことである．さらに，今回改正された介護保険法では利用者を経管栄養から経口栄養に回復させ，維持させることに対して報酬加算を行うという，"口から食べること"すなわち"食"を重視した画期的なものとなった．

すなわち，摂食・嚥下障害の食事はとくに重要なものとなった．

2―高齢者の栄養状態に影響する要因

高齢者の心身状況と生活環境，とりわけ食生活と栄養状態とは相互に密接に関連し合っている．もし，高齢者の食生活が不適当になると，栄養状態に影響し，そのために身体機能や精神機能が低下してくる．それはまた，さらに栄養状態を悪化させる，という悪循環に陥ることになる．

高齢者の食生活が不適当になると，栄養状態が悪化しやすくなることを理解するには，**表1**のような，身体的・社会心理的・社会経済的な要因を考えておく必要がある．

このように，いくつもの要因が重なり合い，栄養障害を起こすことになるので，高齢者の出している危険な徴候を見落とすことのないようにすることが重要である．とくに，摂食・嚥下障害のある場合にもっとも重要なことは，低栄養や脱水を予防することと，最適な栄養状態へと回復させることである．そのためには，体重低下や貧血の有無などの栄養評価を行い，摂食機能に応じた適切な食事と栄養管理を迅速に実施する必要がある[2]．

その際重要なことは，個人差が大きいことに配慮するのはもちろんのことであるが，摂食・嚥下障害のあるような高齢者では，栄養・嗜好面の充足だけでなく，食事の調理形態（咀嚼・嚥下しやすい食事）や食事介助の面で，高齢者の残存能力をできるだけ活用し，"人間としての尊厳"に十分な配慮をすることが必要である．

表1　高齢者の食生活に関連する要因

〔身体的要因〕
① 食欲不振
② 味覚・嗅覚の低下
③ 咀嚼力の低下
④ 嚥下障害
⑤ 手足の障害
　（買い物，調理などの制約）
⑥ 慢性疾患
⑦ 吸収機能・代謝機能の低下
⑧ 便秘
⑨ 運動不足
⑩ 生活活動量の低下
⑪ 薬品と栄養の相互作用
　（食欲不振，悪心，味覚の変化）
⑫ アルコール依存症

〔社会心理的要因〕
① 抑うつ，孤独
② 家族との死，離別
③ 社会的疎外感
④ 生きがい・希望の喪失
⑤ 興味の喪失
⑥ 食事や調理への関心喪失
⑦ 食欲不振
⑧ 精神障害（老年期認知症など）
⑨ コミュニケーション障害

〔社会経済的要因〕
① 経済的困窮
② 不十分な調理，貯蔵設備
③ 買い物，調理能力，栄養知識の欠如
④ 移動手段の欠如

(C. C. Horwath[3]の表を改変)

表2　摂食過程と老化による影響

摂食過程	老化による機能低下や障害
1. 認識	感覚機能の低下 　視覚・聴覚・嗅覚・触覚・味覚の低下や障害による認識障害
2. 食欲	食欲低下 　摂食機能の低下，精神障害（抑圧，不安など），疾病，服薬などによる食欲不振
3. 摂食	手指の障害 　麻痺（脳血管障害など），関節の変形・拘縮（関節リウマチなど），振戦（パーキンソンなど）・握力低下（神経・筋疾患など）のため手指で食物を口へ取り込むことが障害される 口の開閉の障害 　口唇や顎の開閉が不全（片麻痺，神経障害，口腔の障害など）のため，食物の口への取り込みが障害される
4. 咀嚼	咀嚼力の低下 　歯の欠損・歯周病・義歯不適合，歯痛，唾液分泌の低下などにより，咀嚼が十分にできない
5. 嚥下	嚥下機能の低下 　嚥下反射の低下，嚥下筋の筋力低下，粘膜の知覚低下，嚥下障害など
6. 消化・吸収	消化・吸収機能の低下 　消化管の萎縮性変化・消化液の分泌低下など
7. 排泄	胃腸管の緊張低下 　水分や繊維の量，食事量，運動量の不足，服薬の影響，不安感などでも便秘になりやすい

3 — 高齢化に伴う摂食・嚥下機能の低下

嚥下という言葉は"飲み下す"ことを意味するが、広義には"食物を認識し、口へ取り込み、咀嚼し唾液と混ぜて味わいながら食塊に形成し、咽頭へ送り込み、咽頭を通過させ食道へ送り込むまでの摂食・嚥下過程の全体"をさしてもいる[4]。なんらかの原因でそれらに障害が起きたものを嚥下障害というが、その詳細については次項で述べられる。

本項では、老化に伴う食事摂取への影響、嚥下機能の低下、とくに介護とかかわりの深い咀嚼力の低下、食欲不振、コミュニケーション障害の問題について述べたい。

1 老化と食事摂取

老化による生理機能や消化機能などの低下が、摂取過程にどのような影響を及ぼすかについては、表2にまとめられているので、参照されたい。

俗に、高齢者には"入口と出口"に問題があるといわれるが、入口というのは、咀嚼や嚥下機能の低下、味覚や嗅覚などの感覚機能の減退、日常の身体活動量の減少に伴う食欲不振などをさす。また、出口というのは、高齢者では胃腸管の緊張低下によって蠕動運動が不十分になりがちなために、弛緩性便秘になりやすいこと、運動不足があると消化障害も起こしやすいことなどをさしている。

このように、高齢者に食欲の低下、咀嚼・嚥下機能の低下などがあると、食事摂取に大きな影響を与えることになる。

2 老化と嚥下機能の低下

老化に伴う嚥下機能の低下の原因には、表3に示すように、咀嚼力や嚥下筋の筋力の低下、脳梗塞の潜在、注意力の低下などがあげられる。そのほかにも、食欲不振やコミュニケーション障害なども関連していると考えられる。

3 咀嚼力の低下

高齢者は、歯の欠落や歯周病などで咀嚼力が低

表3 老化に伴う嚥下機能低下の原因

1. 虫歯などで歯が弱り、咀嚼力が低下する
2. 口腔、咽頭、食道など嚥下筋の筋力低下
3. 咽頭が解剖学的に下降し、嚥下反射時に咽頭挙上距離が大きくなる
4. 無症候性脳梗塞の存在（潜在的仮性球麻痺）
5. 注意力、集中力の低下

(藤島一郎, 1993)[4]

下して、硬いものが食べられず軟らかい食物に偏りがちとなる。食物繊維などの不足から便秘を起こしやすく、またエネルギー、たんぱく質などの不足から低栄養となり、義歯が合わなくなったり、感染症を起こしやすくなり、さらに歯周病やむし歯にもなりやすい、という悪循環に陥ることがある[5]。

すなわち、口腔ケアにより口腔内を整えて、食事を口からおいしく食べることは、咀嚼力を保持・向上させ、容貌を整え、会話能力を保ち、高齢者のQOL（生命の質）、生きる意欲を高め、口腔の状態を良好にするためにも重要である[5]。

4 食欲不振

高齢者では、身体的な原因や社会・心理的な原因から、しばしば食欲不振を起こす。

身体的な問題では、味覚・嗅覚・視覚の減退、生活活動量の低下、発熱、便秘、慢性疾患、薬剤常用などがあり、社会・心理的な問題では、不安や悩み、抑うつ・ストレス、睡眠不足などといったものがある。食欲不振を起こすと、食事の質や量が不足して栄養障害を招くことになる。

たとえば、老化に伴う味蕾の減少と萎縮によって、味覚閾値は上昇するといわれるが、とくに塩味の感度の低下で、濃い味を好む傾向となる。しかし、塩分のとりすぎをあまり厳重に注意すると、かえって食欲不振を招き、栄養障害を起こすことがある。

また、嗅覚の減退する高齢者も多く、これは65〜80歳の高齢者の6割以上にあるといわれ、食欲低下の原因ともなる。さらに視覚の面でも、高齢者には白内障が多く、眼の水晶体が灰色または黄褐色調になり、透明度が低下するため料理や

表4　お年寄りの食欲を促す工夫

1. 食事環境を整える：料理の盛りつけ・色彩，適温・適時，食器やテーブルウェアの色調，音楽や花・植物，ゆっくりとした雰囲気，会話を楽しむ
2. おいしい調理の工夫：新鮮な食材・旬のものを使う，酸味・うま味，香辛料・香味食品の利用，つけしょうゆ・わりしょうゆ，低塩の食品・調味料を使う，料理の適温に配慮

食器の色調が不鮮明となり，食欲低下の原因になることがある．

表4に，高齢者の食欲を促す工夫についてまとめた．

5 コミュニケーション障害

失語症や認知症のある高齢者で，摂食・嚥下障害のある場合には，食事についての好みや時間の希望などを周囲に伝えられず，拒食をしたりすることがある．そのため食事や水分の摂取量が減少し，体重低下・低栄養・脱水状態となったり，欲求不満から，さらにまた食事量が減少するという悪循環となることがある．

介護者は，そのサインに早期に気づき，高齢者本人や介護をする周囲の問題点を見出して，栄養障害を未然に防ぐことが大切である．たとえば，コミュニケーション能力・摂食能力の欠如，視力・聴力低下，認知症，失語症などへの正しい知識・介護技術の不足，不適切な食事の場・食器・介助者の問題などをチェックし，改善することである．

とくに，知的障害のある患者では，自分の意志をうまく表現できないので，本人のこれまでの生活を熟知している人から，事前に健康状態，食習慣，摂食量，嗜好，摂食機能障害の有無などを詳しく聞いておくと，栄養状態や体調を知る手がかりとなる．

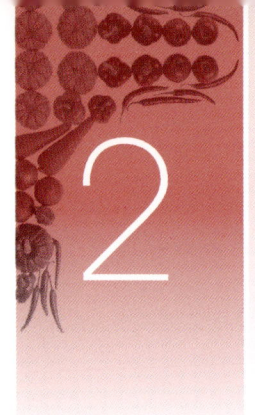

2 嚥下のメカニズム

"嚥下"という用語は，"口から食べる"ということと密接に関係している．口から食べることは，障害をもたない人にはなんともないふつうのことであるが，これに障害が生じるとさまざまな問題がでてくる．すなわち，栄養状態の問題が生じ，食べるということの楽しみを喪失し，そして食事を中心として営まれる人生のいろいろな場面が失われてしまう．口から食べることの重要性はいくら強調しても，しすぎることはないであろう．

口から食べることは"経口摂取"とよばれるが，嚥下という言葉で経口摂取のどの部分をさすかは人によって多少違いがある．

口から食べるときには，まず食物を正確に認識して，一口一口をきちんと口に運ぶことが必要である．この部分は，嚥下を議論する場合には"先行期"とよばれる．このあとの，口の中に食物を取り入れ，咀嚼して食塊をつくる段階は"準備期"とよばれる．ついで，"口腔期"，"咽頭期"，"食道期"と続くが，これらが狭義の嚥下であると考えられる．

しかし，このうち食道期は医学的には重要であるが，本書で扱うテーマとしてはあまり重要性はないと思われるので，ここでは，嚥下のメカニズムとして先行期と準備期を含めて解説し，食道期については比較的簡単にふれることにする．

1—先 行 期

先行期では，何を，どのくらい，どのように食べるかを判断することが中心である．ここでは適切な判断が大切で，意識障害があったり，知的低下（例：痴呆）があったりすると，正しい判断ができない．

われわれ日本人は，食卓に並べられたいくつかの種類の食品を，自分の判断で上手に取り混ぜて食べる．順番はとくに決まっていないのに，ほとんど無意識に，またあまり迷わずに順番を決めて食べている．しかし，これができなくなる人もいる．

そのもっとも典型的な例として，脳卒中後に1種類ずつしか食べられなくなる人がいる．つまり，みそ汁を飲みはじめると一度に全部飲んでしまう．一つのおかずを食べはじめるとそれだけをどんどん食べてしまい，最後に白いご飯だけが残るというようにである．この状態をわれわれは"一品主義"とよんでいる．こういう人には，いわゆるどんぶり物として一つの器に全部入っているようなメニューがよいかもしれない．

これ以外にも，まだ口の中に食物があるのにどんどん詰め込んでしまう，箸を使えるはずなのに手づかみで食べる，"犬食い"といわれるような口のほうが食物に近づく食べ方をする，食事をしたことを忘れてしまって空腹ではないのに食べる，などいろいろな問題がある．

もう一つの問題としては，半側空間失認といって，注意が空間の半分側にしかいかない症状が，脳卒中などの脳の病気で起きることがある．この症状は左側を見落とすことが多いのだが，これがあると自分の前に出された食品のうち，右側に置かれたものだけを食べて，全部食べたように思ってしまう（図1）．この場合には，ある程度食べたところで，お盆を左右逆になるように置き換えてあげると，全部食べることができる．

先行期ではさらに，上肢に麻痺があるために食

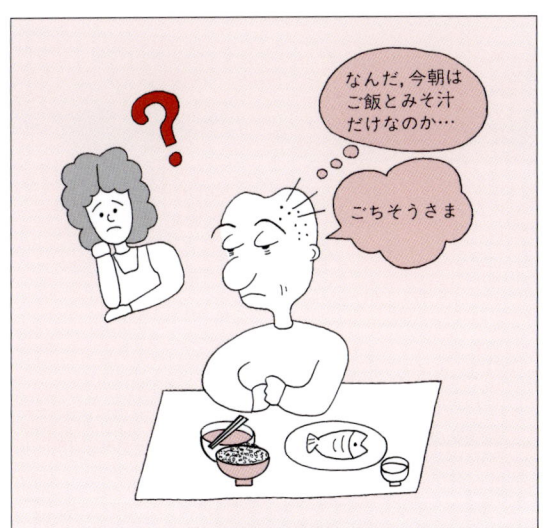

図1　半側空間失認

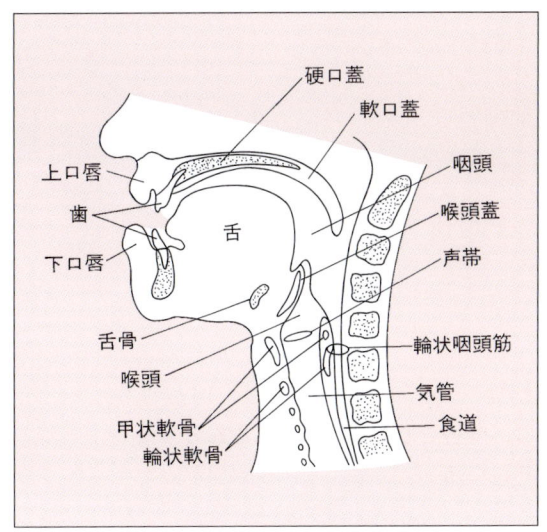

図2　口腔，咽・喉頭部の解剖

物を口までうまく運べない，食事のときの適切な姿勢が保てないなどの問題があるが，これらは比較的技術的な問題である．治療のところで説明するが，病院のリハビリテーションスタッフや看護婦といろいろ工夫する必要がある．

2—準備期

準備期では，適切な咀嚼をし，食物と唾液を十分に混和して，嚥下可能な食塊をつくる．ここで関係する要素は，歯，顎，舌などの器官，嗅覚，味覚，温度覚などの感覚，唾液分泌である．

咀嚼という運動は，口の中に取り入れられた食物を噛み砕くことであるが，このときには歯のみでなく，舌も微妙な動きをして食物をまとめるように働く．また，頬の筋も緊張を保って食塊の形成に参加する．

歯の問題は，義歯の問題も含めてたいへん大きな問題である．歯が痛いとか，歯が足りないとかはいうにおよばず，義歯がしっかり合っていないという問題もある．さらに，義歯は口の中の粘膜を覆ってしまって味覚にも影響を与えることを知っておくことが必要である．

味覚を含む感覚については，とくに脳卒中などで感覚障害が起きることがあり，食物の味がわからなくなった，口の中がぱさぱさするなどの訴え

がよく聞かれる．味覚や嗅覚が低下してしまっては，せっかくの食べる楽しみがはなはだしく失われてしまう．

唾液については，健常人では1日に1.5ないし2.0 l の分泌があるといわれている．これがうまく飲み込めないと，流涎（よだれをたらす）という現象になる．逆に，唾液が減少すると食塊形成がたいへん困難になる．現在では，人工唾液なども販売されているが，用途はやや異なるので，お茶などを適当に飲みながら食事をする工夫が必要である．

以下，狭義の嚥下について説明する．それにはまず，簡単な解剖の理解が必要である．口唇，歯はだれでもわかるにしても，舌の本当の形，硬口蓋，軟口蓋，喉頭蓋，声帯，気管と食道の位置関係，食道入口部にある輪状咽頭筋などは知らない人もいるかもしれないので，図2を参照されたい．また，以下の説明の理解のために，口腔から咽頭，そして食道へと食物（食塊）が運ばれていく様子を図3に示しておく．

3—口腔期

口腔期とは，舌が食塊を咽頭のほうへと送り込み，食塊が前口蓋弓（図4）を通過して嚥下反射

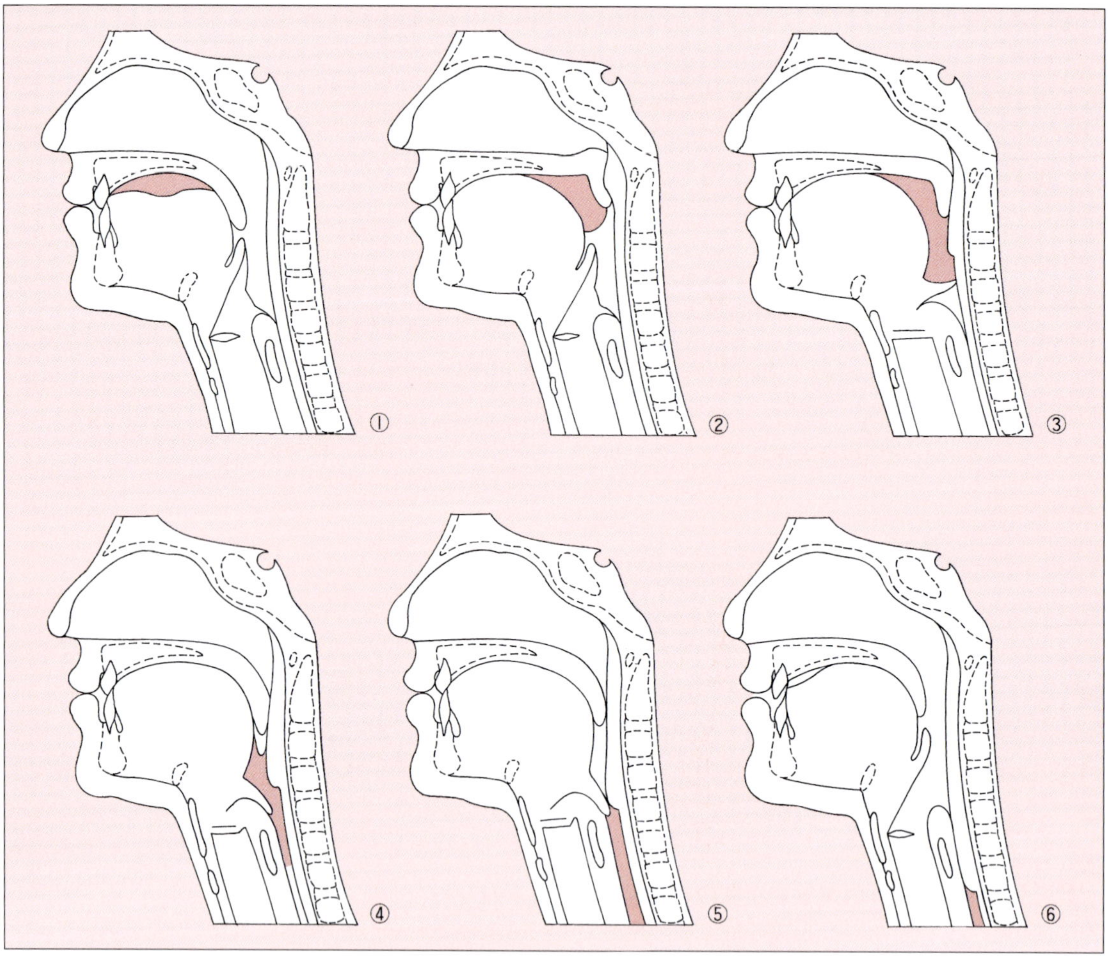

図3 口腔から食道へ食物が運ばれていく様子の各相

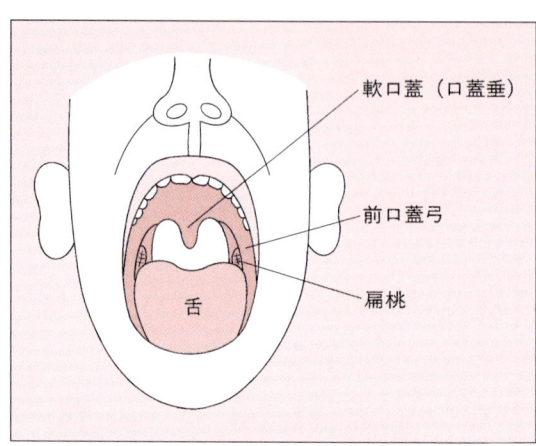

図4 正面よりみた口腔の解剖

が起こるまでをいう．この段階はまったく随意的な運動であるといわれているが，いったん飲み込もうとして舌が動き出せば，途中で止めることはそうとう困難である．舌は歯に近い部分からしだいに奥のほうに向かって硬口蓋に押しつけられ，それに伴って食物が送り込まれていく．最後の段階では，軟口蓋（いわゆる，のどちんこ）が後上方に引き上げられ，食物が鼻腔のほうへいかないようにする．

この口腔期で問題になるのは，舌が思うように動かせないことである．これは舌下神経麻痺のためにうまく動かせない場合もあるが，ときには嚥下失行とよばれる症状であることがある．失行というのは，明らかな麻痺はないのにやろうと思ったことができないことと定義されており，不思議なことに，食べるという行為に関してもこれが起こることがある．

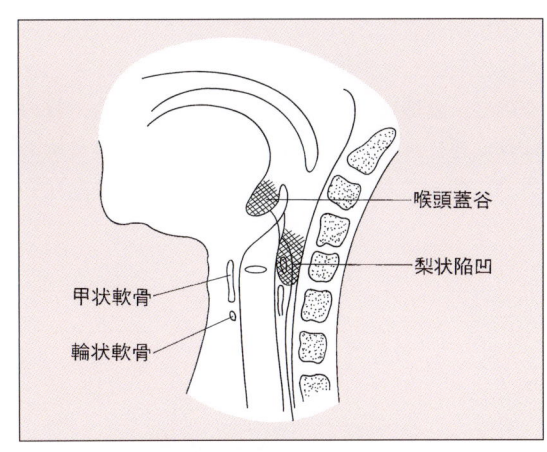

図5　喉頭蓋谷と梨状陥凹
喉頭蓋谷：舌根部と喉頭蓋の間にある正中部の凹み
梨状陥凹：甲状軟骨の後面（つまり喉頭の後面）の左右に分かれた凹み

4―咽頭期

咽頭期では，食物が，口腔内に戻ったり，鼻腔に入り込んだりしないようにしながら，咽頭を通って食道に入っていくようにする．

ここでもっとも大切な問題は，食物が気管を通って肺のほうへいかないようにすることである．食物が誤って気管に入ることを"誤嚥"という．このため，咽頭期ではたいへん複雑な運動が起こる．しかも，その運動は反射運動といって，われわれが頭の中で考えて行う運動とは違っている．つまり，嚥下反射は不随意運動であって，つねに同じパターンで行われ，途中でやめることはできない．また，もう一つの特徴は，この運動の開始自体も不随意であることである．口の中にある食物が前口蓋弓を通過しようとすると，正常では自動的かつ素早く嚥下反射が起きる．つまり，引き金が引かれるように嚥下運動が開始されるわけである．

この嚥下反射での運動を整理すると，つぎのとおりである．

(1) 軟口蓋の後上方への挙上によって鼻腔との交通を遮断する．

(2) 咽頭壁に蠕動運動が起こり，食塊を食道入口部へと移動させる．

(3) 喉頭が挙上，閉鎖され，それによって喉頭蓋が後下方に移動する．これによって食物は気管のほうに入ることがないように保護される（正確にいえば，少量の食物はいったん声帯より上の部分に入り込むが，正常では気管内に入っていくことはない）．また，このことによって，嚥下反射の起こっている間は呼吸が停止する．

(4) 食道入口部には輪状咽頭筋という括約筋があるが，食塊がここに到達するとこれが弛緩（ゆるむ）して，食物は食道に入っていく．

以上の過程で，正常では起こらないこととして，喉頭蓋谷や梨状陥凹（図5）に食物が貯留することがある．これは嚥下動作が完全には行われず，食物が途中で引っかかってしまって残ることである．後述の嚥下障害の評価のところで説明するが，このように貯留が起こることが嚥下障害を考えさせる有力な根拠になる．

5―食道期

食道期は，食塊が輪状咽頭筋を通過してから胃食道接合部を通って胃に入り込むまでをいう．

輪状咽頭筋はいったん食塊を通過させれば，その後は収縮して食塊が咽頭のほうへ逆流することを防ぐ．食塊は食道の蠕動運動と重力の力で胃のほうに運ばれる．この際に，食道内の圧が食塊の通過に伴って変化する．食道内の食塊の移動は完全に不随意である．食道からの出口は胃への入口になっていて，食塊が胃内に入ってしまえば，食道胃接合部も圧が高まって逆流を防ぐ．

食道にもいろいろな病変があって，このような食塊の通過を妨げる状態が生じる．

3 嚥下障害とは

ここまでは嚥下のメカニズムに関して説明をしたが，すでにいくつかの障害も指摘した．ここでは，狭義の嚥下に範囲を限定して，嚥下障害の原因についてまず解説し，ついでその結果として生じてくる問題を解説する．

1―嚥下障害の原因

嚥下障害の原因は非常に多岐にわたるが，日常よくみられるものとしては，**表1**のようなものがあげられる．問題はまず，静的障害と動的障害に分類される．

1 静的障害

静的障害とは，食物が通過する経路に狭いところ，つまり狭窄が起こって食物が通りにくくなることをいう．

その原因としてもっとも理解しやすいのは腫瘍であろう．食物の通路に腫瘍ができれば，飲み込みにくさを感じることは容易に想像がつく．このほかに，静的障害を引き起こす問題としては，舌を含む口腔内の手術後，憩室というポケット状の異常構造などがある．

気管切開はそれだけで食物の通路に狭窄を生じるわけではないが，やはり嚥下障害を引き起こす．というのは，喉頭摘出術のような場合を除いて，気管切開があると必ずカニューレを用いることになり，このカニューレが喉頭の挙上を妨げるからである．つまり，タイミングのよい嚥下反射を起こりにくくしてしまう．また，用いているカニューレがカフがついたものであれば，それが物理的に食道を圧迫して食物の通過を妨げることもある．最近ではこの問題を解消するために，レティナとよばれるような負担のたいへん少ないカニューレも使われている．

表1 嚥下障害の原因

A．静的障害：通路に狭窄が起こるもの
 1) 炎症（感染，熱，化学物質などによる浮腫，疼痛）
 2) 腫瘍（各種の新生物，癌）
 3) 外傷，手術（治癒後の変形，瘢痕）
 4) 奇形（憩室，ウェッブなど）
 5) 気管切開によるカニューレ（とくにカフ）
B．動的障害：送り込み動作に障害が起こるもの
 1．核上性
  1) 仮性球麻痺（脳血管障害，頭部外傷，多発性硬化症，筋萎縮性側索硬化症など）
  2) 運動減退性疾患（パーキンソン病など）
 2．核　性
  1) 球麻痺（ワレンベルグ症候群，筋萎縮性側索硬化症，脳幹脳炎，延髄部の腫瘍など）
  2) 橋など延髄より上部の脳幹部の病変（厳密には核上性）
 3．核下性
  脳神経炎，ギラン・バレー症候群，頭蓋底部腫瘍，糖尿病などによる末梢神経障害，手術操作などによる損傷（とくに反回神経麻痺，顔面神経麻痺）
 4．その他
  脳性麻痺，重症筋無力症，筋ジストロフィー症，ボツリヌス中毒，甲状腺機能亢進症，アカラジア，食道裂孔ヘルニア，ヒステリーなど

2 動的障害

動的障害とは，食物を口腔から咽頭を通って食道へ，そしてさらに胃内へと運ぶ運動に障害が起きていることをいう．この原因として，もっとも大きいのは神経学的な問題であろう．

a．神経学的問題

神経学的な問題は，核上性，核性，核下性に分けると理解しやすくなる．

核性：核とは 12 ある脳神経の神経核のことで，それらは脳幹部に集中して存在する．このなかで嚥下中枢とよばれる嚥下に関係する神経核群は延髄に集中している．神経学では延髄のことを"球"とよび，延髄に問題がある状態を"球麻痺"とよぶ．この球麻痺が核性の障害である．

核上性：核性に対して，延髄を含む脳幹部には問題はないが，大脳に問題があって，あたかも脳幹部に問題があるかのような状態になるのを"仮性球麻痺"とよぶ．これは，大脳は神経学的に最高中枢であり，ここが傷んでしまうとそこから指令を受けている脳幹部は正しく機能できなくなってしまうからである．これが核上性障害である．

脳幹部は神経学的には両側大脳半球から支配を受けているので，大脳の両側ともに病変が生じて，はじめてこの仮性球麻痺が起こる．逆に，大脳の片側だけに病変が起こっても，仮性球麻痺は起こらない．

しかし，ここで指摘しておきたいのは，脳卒中などで大脳の片側だけに病変が起きても，その比較的早い時期に嚥下障害が起こることである．いくつかの論文によれば，一側性の大脳半球の脳卒中では早期には約 30 ％くらいの頻度で嚥下障害が起こるという．しかし，この大脳の一側性の病変での嚥下障害は比較的よく改善するといわれている．これに対して，大脳の両側に，しかも多発性に病変が起きてくると，前述した仮性球麻痺が起こってきて，高度の嚥下障害が生じてくる．

脳幹部に脳卒中が起きれば，嚥下障害の発生率はたいへん高くなる．脳幹部の病変で嚥下障害とかかわりの深い病変の一つとしては，ワレンベルグ症候群がある．これは延髄に病変が起こるもので，めまいのほかに高度の嚥下障害が起こる．このほかに，筋萎縮性側索硬化症とか後頭蓋窩の腫瘍病変などで問題が生じる．

核下性：この場合の問題としては，脳神経の炎症，とくにギラン・バレー症候群などが嚥下障害を引き起こす．これは末梢神経の病変であって，嚥下に関係する運動が正確にできなくなるからである．

以上の核上性，核性，核下性の分類と以下に述べる口腔期および咽頭期の問題とは，典型的にはつぎのように関係する．つまり，核上性の病変では口腔期に，核性では咽頭期に，そして核下性では口腔期にも咽頭期にも問題が生じる．しかし，このようにきれいに対応がつく症例はむしろ少ないのが実際である．また，以下で説明するように，嚥下障害への対策は，神経の障害レベルよりも，障害のパターンに対して立てるのがふつうである．

b．その他

動的障害の原因としては，上に述べた問題以外に，多発性硬化症，パーキンソン病，脳性麻痺，頭部外傷などの神経疾患もあり，さらに重症筋無力症，筋ジストロフィー症などの筋疾患がある．また，食道に関しては，食道痙攣，アカラジアなども原因になる．細かく考えていけば，たいへん多くの原因があることになる．

2─嚥下の各期別の問題

つぎに，嚥下のメカニズムのところで説明した嚥下の各期別の問題を考えてみる．先行期についてはすでに前述したので，ここでは繰り返さない．

1 準備期および口腔期

準備期および口腔期では，つぎのような問題がある．まず，口をきちんと閉じられないと，咀嚼も嚥下もうまくいかない．適切な圧空間をつくることができないからである．また，脳神経に問題があったりすると，顎，舌，頰などが協調して動かないために，適切な食塊をつくることができない．これらのために食塊を咽頭のほうへ送り込むことができず，いつまでも食物を口の中にためていたり，食物が口から外に流れ出たりする．

口腔期との関係でここで説明しておきたいことに，microaspiration（微少誤嚥）がある．これ

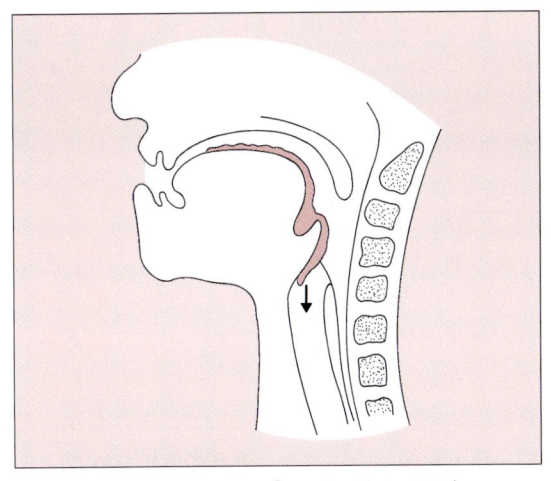

図1　前咽頭期型①：舌の動きが不良

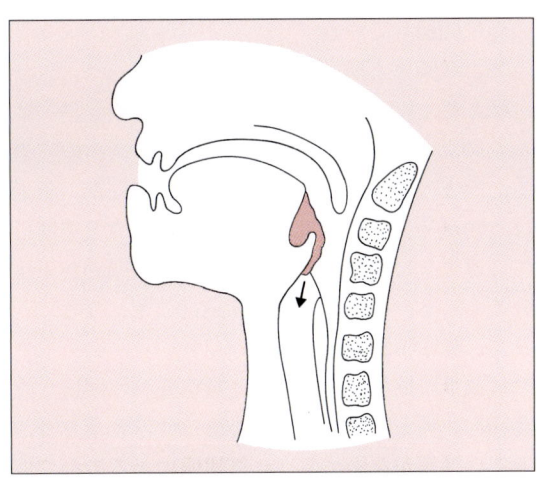

図2　前咽頭期型②：嚥下反射が不十分

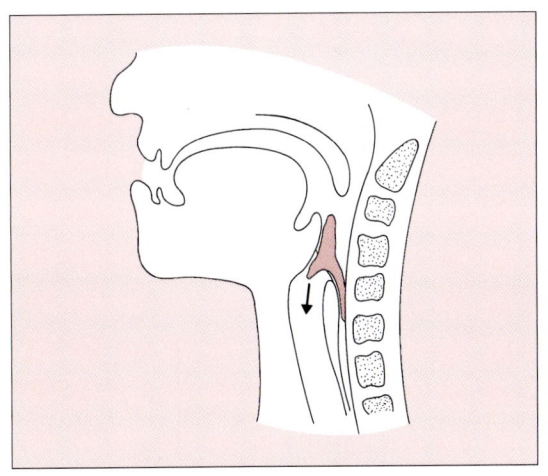

図3　喉頭挙上期型：喉頭閉鎖が不十分

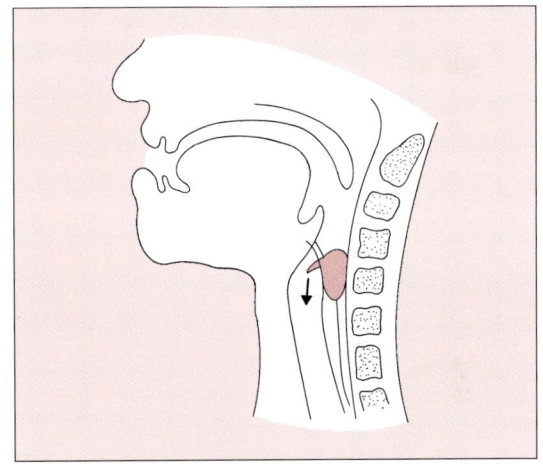

図4　喉頭下降期型：梨状陥凹からあふれ出す

は，とくに夜間睡眠中に病原体を含む分泌物，つまり口腔内の唾液を下気道内に少量誤嚥するというものである．これは意識障害のため，あるいは老化現象の一つとして，65歳以上の人では約半数に起こっているといわれる．したがって，夜寝る前には口の中をきれいにしておく必要がある．

2 咽頭期

咽頭期ではつぎのような問題があり，これらによって誤嚥が起きるとたいへん危険である．

咽頭期の問題は，図1～4に示すように，3つの型に分類して考える．つまり，前咽頭期型 (aspiration before the swallow)，喉頭挙上期型 (aspiration during the swallow)，および喉頭下降期型 (aspiration after the swallow) である．

a．前咽頭期型

前咽頭期型は，咽頭反射が低下・遅延・消失のいずれかになっており，食塊が咽頭に達しても嚥下反射が起こらないために，食物がだらだらと気管内に流れ込んでしまうものである．このことの原因として，舌の動きが不十分で，食物が食塊としてまとまって咽頭に送り込まれないことがあげられる．また，喉頭挙上が不十分であることもこ

の型に関係している．

b．喉頭挙上期型

喉頭挙上期型は，喉頭閉鎖が低下ないし消失するために食物が気管内に入ってしまうものである．嚥下のメカニズムのところで述べたが，気道は食物が通過するときには空気の出入りを中断してほぼ完全に閉鎖される．ところが，閉鎖が不十分であると，当然食物が入り込むことになる．

c．喉頭下降期型

喉頭下降期型は，主として梨状陥凹に残留した食物が，嚥下動作が終わった後にこぼれ落ちる，あるいはあふれ出すように気道内に入るものである．正常な嚥下ではこのような貯留が起きないが，嚥下動作が不十分であるとこのような誤嚥が起きる．

これら3つの型に関しては，すべて嚥下反射が不十分であることが原因であるが，後者になればなるほど不随意な要素が多くなる．したがって，後の治療の項で述べるように，後者になればなるほど治療が困難になる．

3 食道期

食道期に関しては，いったん食道に入った食物の逆流，食道内の蠕動による移送能力の低下，食道胃接合部での問題などがある．とくにアカラジアという病気は，食道の能動性が低下して食道が必要以上に拡張してしまうもので，痛みを伴ったりする．しかし，これらはきわめて医学的な，とくに外科的な治療の対象になるので，ここでは割愛することにする．

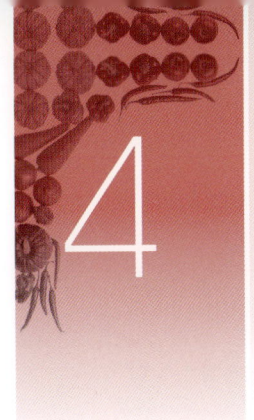

4 嚥下機能の評価

　嚥下障害の評価は，大きく分けて2つの方法がある．一つは"臨床評価"であり，もう一つは"嚥下造影検査"である．ほかにも，電気生理学的検査，内圧測定検査などがあるが，あまり一般的ではないので，詳細は省略する．

1─臨 床 評 価

1 臨床症状

　まず，臨床的な評価を行う．それには，表1を参考にされたい．①口がつねに開いている，②口唇あるいは舌に左右差がある，③流涎がありつねにそれを拭っている，④がらがら声でかつ痰がからんだような状態である，⑤言葉がはっきりしゃべれない（いわゆる，ろれつがまわらない）などは，患者を観察しているだけでわかる．こういう患者はさらに以下のような検索をする．

2 病　歴

　病歴はたいへん重要である．①肺炎を繰り返している，②食事のときにむせる，③食事に他の人より時間がかかる，④特定のものが食べにくくなった，⑤飲み込むときに苦労している，⑥体重が減ってきた，などの訴えがあれば，やはり嚥下障害を考える．このうち，食事のときにむせるかどうかは，多くの人が嚥下障害の有無の目安にしているが，大切なことは"むせがなくても嚥下障害はありうる"ということである．

　報告によれば，嚥下障害があって誤嚥を起こしている人の約30％は，むせることなく誤嚥を起こしているといわれている．この状態は，英語でsilent aspiration（無症候性の誤嚥）という．つまり，外見からはわからない状態で起こる誤嚥があるので注意が必要である．また，別の報告によ

表1　嚥下障害を考えさせる臨床症状

1．意識障害
2．気管切開の存在
3．経鼻胃チューブの留置
4．つねに開いている口
5．口唇，舌の左右非対称
6．流涎
7．頻回に痰をとる
8．湿性嗄声
9．構音障害
10．むせ（とくに食事時の）
11．繰り返す肺炎
12．体重減少
13．特定のものが食べにくくなったという訴え
14．咽頭反射の減弱・消失
15．不十分な喉頭挙上

れば，飲み込みに問題があると訴えるかどうかと，実際に嚥下障害があるかどうかを比較したところ，嚥下障害がない10例中9例が飲み込みにくいと訴え，嚥下障害がある11例中6例しか飲み込みにくいと訴えなかったというデータがある．患者の訴えが必ずしも正しくないと考えて，問題の有無をきちんととらえる必要がある．

3 神経学的診察

　以上のほかに，神経学的診察として，舌の動き，口腔内の知覚および味覚検査，軟口蓋の動き，咽頭反射（のどの奥をさわるとゲーとなる）などの検査が必要になることもある．

4 血液検査等

　これらの臨床症状のほかに，臨床検査として，血液の検査も大切である．それには栄養状態をみるためにアルブミン，トランスフェリン，貧血の有無などと，炎症の有無をみるための体温，C反

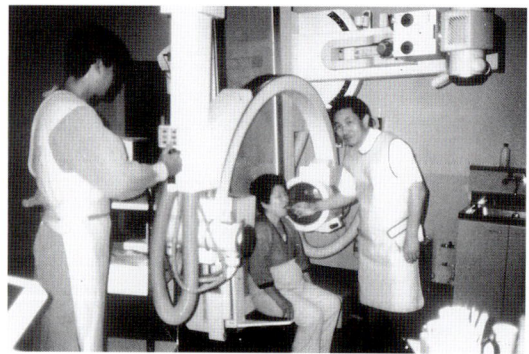

図1　嚥下造影検査の一場面

表2　VF検査における条件

1. 造影剤の形態
   1) 液体　　2) ゼリー　　3) 固形
2. 造影剤の量
   1) 3 ml　　2) 5 ml　　3) 7 ml
3. 体幹後傾角度（坐位を90度として）
   1) 90度　　2) 60度　　3) 30度
   4) 0度
4. 頸部の状態
   1) 前屈位　　2) 中間位　　3) 後屈位
   4) 回旋（右・左）
5. その他
   1) アイスマッサージの前後
   2) ストローでの吸入時

応性たんぱく（CRP），白血球数（WBC）などがある．また，一般に栄養状態をみるために皮下脂肪の厚さの測定も簡便な方法として用いられる．

2―嚥下造影検査

つぎに嚥下造影検査であるが，これは英語ではvideofluorographyとよばれ，VF検査ということもある．

まず，検査の仕方を説明する．

著者らの病院では，胃の透視検査の台とCアームを用いて検査をしている．図1にその一場面を示す．透視をしながら，患者に造影剤入りのいろいろな形態（液状，ゼリー状，固形状など）のものを飲んだり食べたりしてもらう．検査の条件は表2に示す．つまり，口に入れるものの形態のみでなく，その量，姿勢，頸部の傾け方などをいろいろ変えて検査をする．これによって患者の問題点を明らかにし，どのようにすれば問題がもっとも軽減するかを調べるわけである．

この検査での患者の苦痛は，味のわるい造影剤入りのものを飲んだり食べなければならないことくらいで，ほかには大きな問題はない．誤嚥によって気管に入ったとしても，吸引器でできるだけ取り除くので，また取り残したとしても，やがて咳とともに吐き出されることになるので問題はない．透視であびるX線もそれほど多いものではない．

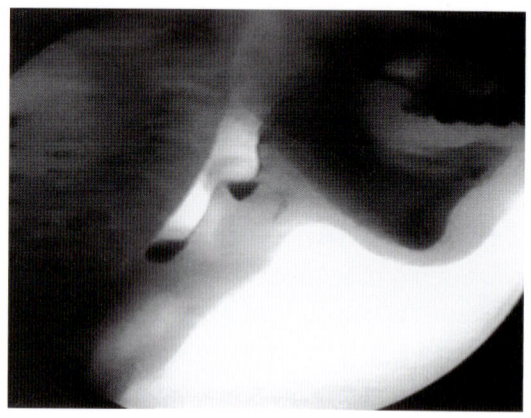

図2　嚥下造影検査の透視画面の一例
液状の造影剤が喉頭蓋谷と梨状陥凹に貯留している

検査の結果はビデオにとり，後で詳細に検討するために保存する．図2に透視画面の一例を示す．

嚥下のメカニズムのところで説明したように，喉頭蓋谷や梨状陥凹に貯留がみられると，嚥下障害の存在が強く疑われることになる．もちろん，VF検査では食物が口腔内から食道までどのように移動するかがはっきり見えるわけであるから，すべての問題が把握できる．口腔内に食物をためてしまっていつまでも飲み込まない状態や，咽頭期のどのタイミングで誤嚥が起こるか，などということが，はっきりととらえられるわけである．

表3 嚥下障害の重症度分類

項 目	評点(点)	重症度（画像による所見）	項 目	評点(点)	重症度（画像による所見）
1．口腔期	0	口腔内の検体（食物）を咽頭に送り込むことができず口唇からこぼれでる．あるいは重力作用のみで咽頭に流れ込む		1	喉頭蓋谷や梨状陥凹に多量の貯留がみられる
	1	食塊を形成することができず，食物はばらばらに咽頭に流れ込む		2	貯留する量は少なく，かつ数回の嚥下動作を繰り返してこれをクリアできる
	2	食塊を1回では完全に送り込めず，1回の嚥下動作では口腔内に食物が残留する		3	1回できれいに食道に送り込める
			3．誤嚥の程度	0	相当量の誤嚥があり，むせはない
	3	1回できれいに送り込める		1	相当量の誤嚥があり，むせがある
2．咽頭期	0	喉頭の挙上・喉頭蓋による閉鎖・軟口蓋による閉鎖が起こらず，嚥下反射がまったく不十分である		2	少量の誤嚥があり，むせはない
				3	少量の誤嚥があり，むせがある
				4	誤嚥はない

注）videofluorography（VF検査）画像の所見により，各項目について評点を与え合計する．合計点は最重症は0点〜正常は10点となる．

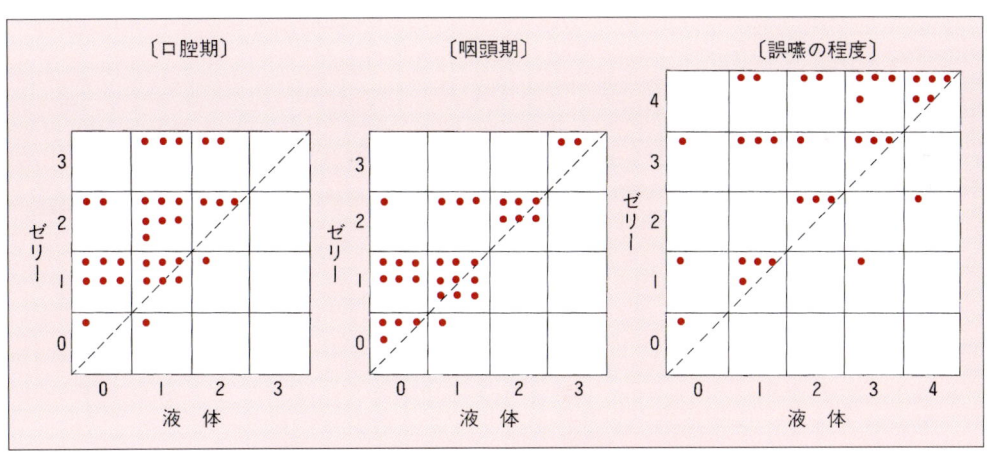

図3 重症度分類による嚥下障害の判定結果
縦軸にゼリー，横軸に液体での得点をとってある

とくに咽頭期の障害が，前項で説明した3つの型のどれであるかを正確に把握することができる．

このようにして検査を重ねた結果，著者らは**表3**に示すような嚥下障害の重症度分類をつくってみた．また，この表に基づいて実際に患者を評価してみた結果も**図3**に示す．図3から，やはり一般的にいわれているように，液状よりもゼリー状のもののほうが嚥下しやすいことが証明されたと思う．それと同時に，嚥下障害の重症度を数字で表すことによって，評価がより正確にできるようになると考えている．

以上，説明した嚥下造影検査は，嚥下障害の有無を非常に正確にとらえることができる．

この嚥下造影検査と臨床所見での検査とを比較

した報告によると，107例について調査した結果，臨床所見だけからでは18例にしか嚥下障害が指摘されなかったが，嚥下造影検査を行うことによって嚥下障害者が43例にふえたとのことである．

3―その他の検査

嚥下障害と関係するその他の検査としては，①electroglottography といって，咽頭や喉頭の電気抵抗の変化を測定するもの，②口腔内から食道にわたって内圧の変化を測定するもの，③前項（「嚥下障害とは」）で述べた microaspiration（微少誤嚥）を検査するためのシンチグラムなどがある．

5 嚥下障害の治療

嚥下障害の治療に関しては，治療そのものと，リハビリテーション的なアプローチとがある．この2つの違いについては巻末のQ13（p.118）を参照されたい．

以下，嚥下の各期に分けながら説明する．

1─先 行 期

1 意識障害，失認症，失行症

まず，先行期については，意識障害，失認症，失行症などの問題がある．これらについては，一般的なリハビリテーションアプローチと共通するところがたくさんある．

(1) 意識障害の改善については，一般的な全身管理から始まって各種の薬剤の使用，そして患者にさまざまな刺激を与えることが効果があるといわれている．

(2) 失認症については，左側への注意不足が多いことから，左方への注意喚起を促すことが大切である．このために，たとえばお盆の右側に鏡を置いて左のほうに食物があることに気づかせるなどというおもしろいアイデアもある．

(3) 失行症については，食器の使い方についていろいろな工夫がある．とくに，用いる食器の数を減らすことがポイントといわれている．

2 食事介助

先行期のもう一つの問題は，食事介助の問題である．

患者が自分で口に食物を運べなければ，介助して口に入れてあげることが必要となるが，このときに，患者の状態をよくみながら，けっして早く終わらせようとしないことが大切である．また，不必要に話しかけて患者の注意を食べること以外にそらさないようにすることも大切である．つまり，食事をする環境は非常に重要である．

人が大勢いるところ，いろいろな音が聞こえるところなどでは食事に集中できない．とくに感情失禁といって，ちょっとしたことで泣きだしたり笑いだしたりする患者では，"情緒的に中性な環境"が必要となる．

患者が自分で食物を口に運べる場合には，がつがつとむさぼるように食べないように指導する．

2─準備期および口腔期

口唇，舌，咬筋，頸部の運動障害

準備期と口腔期については，口唇，舌，咬筋，頸部の運動障害が，まず問題になる．この問題に対しては，これらの部分を他動的および自動的に動かしてあげることが必要である．

リラクセーションを兼ねて，食事をする前に舌の運動，頬の運動，頸部の運動をするのがよいであろう．舌を出したり引っ込めたり，口の両端を交互に舌先でさわったりする．頬は膨らませたりすぼめたりする．舌で頬を内側から押すのもよいであろう．これらの応用運動として，するめとかこんぶをなめたり吸ったりするとよいという人もいる．頸部の運動は首を前後左右に曲げ，そして首を回す運動をする．重症な患者では首に強い力が入っていて首の動きがわるく，かつ動かそうとすると痛がる人がいる．こういう人では他動的にやさしく動かしてあげる必要がある．これらすべてに関連し，かつリラクセーションのためには深呼吸を数回するのもよいであろう．

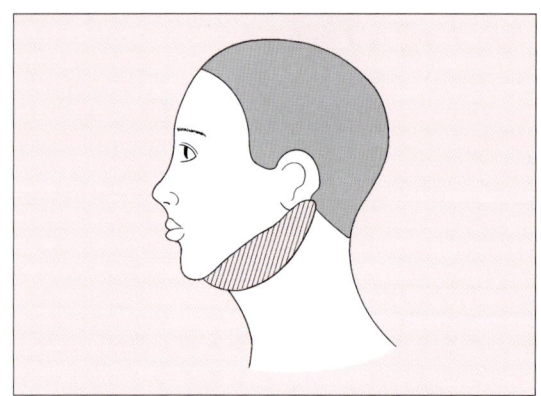

図1 アイスマッサージの部位（斜線）

歯に問題がありそうな場合には，歯科医師に相談しなければならない．

口腔内の感覚を刺激し，唾液分泌を促し，かつ口の中を清潔にするためには，レモングリセリンをつけた大きめの綿棒で口の中を拭くのもよいであろう．口の動きは発声練習で改善するから，"ぱぱぱ"，"ららら"，"かかか"などと発声する練習も有効である．

また，流涎とか口の中のものをなかなか飲み込まないなど，口腔期の動作がたいへん少ない，または時間がかかる場合には，アイスマッサージが有効といわれている．これは図1に示す部位を氷で冷やすという方法である．このためにアイスクリッカーという器具も市販されている．

このアイスマッサージは，図に示した部位が赤くなって患者が"じんじんしてきた"というまで，約10分ほど続ける必要がある．どうしてもこの方法がうまくできないという場合には，氷のかけらをなめてもらうという便法もある．

口腔期に問題がある人では，食物の形態を中粘度のものにするのがよいであろう．さらさらしたものでは口の中で広がってしまってうまく扱えず，また高粘度のものは舌でうまく扱えないからである．とくに口の中でばらばらになってしまうものとか，口の中で張りついてしまうものは避けるようにする．

食べるのを介助する場合には，体を後ろに傾けてリラックスした姿勢をとらせる．食物は口腔内の奥のほうに入れてあげる．こうすれば，重力の助けによって食物が咽頭のほうへ移動しやすくなるわけである．

口に入れる量は，感覚障害がある場合はやや多めにする．また，片側に麻痺がある場合には，麻痺のないほうに入れる．食物の味や温度は比較的はっきりしたものにするほうがよいであろう．

楽のみは使ってよいと思うが，ときにはストローを使うとよい場合がある．しかし，これは医師とよく相談してからのほうがよいであろう．

3―咽 頭 期

咽頭期については，前述の3つの型に分けて考える．

1 前咽頭期型

まず，前咽頭期型では，嚥下反射が遅延していたり消失したりしているので，これを促進する訓練をする．これには前口蓋弓を寒冷刺激するとよいといわれている．外国の論文では，耳鼻科の小さな鏡を冷やしておいて使うとあるが，これは危険であるので，やたらにはやるべきではない．口腔期のところで説明したようなアイスマッサージや氷をなめるほうが安全であろう．あるいは，大きめの綿棒をぬらして冷やしておいて使うとよいと思う．

2 喉頭挙上期型

喉頭挙上期型では，喉頭閉鎖が不十分なので，これを訓練する．

声帯を閉じる練習としては，ぐっと力を入れてものを押したり，息ごらえをしたりする方法がある．これらは pushing exercise とか Valsalva maneuver（バルサルバ操作）という．

さらに，一連の飲み込み動作のなかで，喉頭閉鎖を促す方法として supraglottic swallow，つまり声門上嚥下という方法がある．これは，患者に吸気をさせ，十分に吸ったところで息を止めさせる．このときは Valsalva maneuver のようになり，声帯が閉じる．ついで息を止めたまま飲み込み動作を行う．飲み込み動作が終わったら咳を出

すように呼気を行うというものである．この方法によって気管へ食物が入るのを防げるというわけである．

3 喉頭下降期型

喉頭下降期型に対しては，喉頭挙上不全が問題になるので，患者に自分の首をさわってもらって，実際に自分の喉頭がどのくらい動いているかを知ってもらうことがまず必要である．そして，空気や唾液を飲み込みながら，喉頭をなるべく大きく動かす練習をしてもらう．これは嚥下パターン訓練といって，上述してきたすべての訓練の総まとめともなる．

また，喉頭蓋谷や梨状陥凹での貯留を取り除くためには，嚥下動作を何回も繰り返したり，貯留だけが問題で誤嚥はあまりない例では，水分と固形物とを交互に食べて貯留物を洗い流すようにするとよいであろう．

咽頭期での工夫としては，頸部の角度および回旋が大切である．頸部はけっして伸展，つまり後方にそらせないで，うつむく角度にする．麻痺があるときには，麻痺側を向くようにすると咽頭での貯留が少なくなる．食物も高粘度の液体ないしペースト状（ゼリーも含む）が適している．これらは食塊がばらばらにならず，扱いやすいからであるといわれている．ただ，咽頭の蠕動運動が低下していたり，輪状咽頭筋の弛緩障害がある場合には，中粘度ないし低粘度のものがよいといわれている．

4―食道期

食道期については，訓練的なアプローチとか食物の工夫とかはほとんどない．

食道入口部の輪状咽頭筋の弛緩不全にはゲップの練習がいいなどといわれるが，どの程度効果があるかは疑問である．むしろ，本当に輪状咽頭筋の弛緩不全が問題であれば，手術として輪状咽頭筋切開術をするほうがよいと思われる．また，声門閉鎖が十分にできない場合（回復不良の迷走神経麻痺）には，喉頭にテフロンを注入するなどの手術が行われる場合がある．さらに，誤嚥がひどくてとてもコントロールできない場合には，喉頭摘出術を行えばその心配はなくなる．しかし，この場合には声を失うので，患者に十分理解してもらう必要がある．

〔食器への配慮〕

ここで嚥下障害に対する食器への配慮をまとめておく．

食器の工夫点としては，①片手でもすくいやすくする，②テーブルの上で滑ったり転んだりしないようにする，③首を後ろにそらせなくても飲めるようにする，などである．

このために，図2に示すような"すくいやすい皿"などが市販されている．また，コップには図3のように切り込みを入れて鼻にぶつからないように工夫する．握力が弱い場合には，スプーンやフォークの柄を太くすると扱いやすくなるし，ま

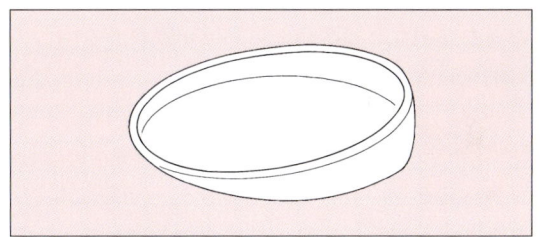

図2 嚥下障害のある患者に便利な食器①：すくいやすい皿

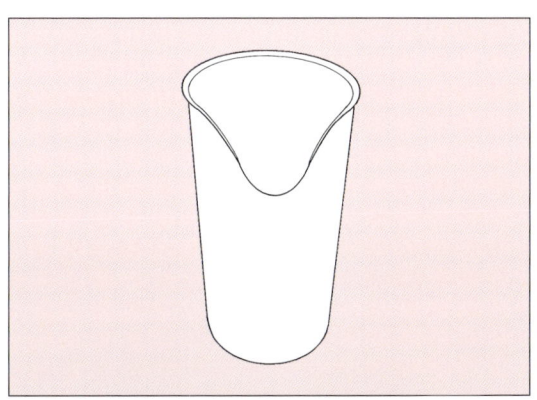

図3 嚥下障害のある患者に便利な食器②：切り込みを入れたコップ

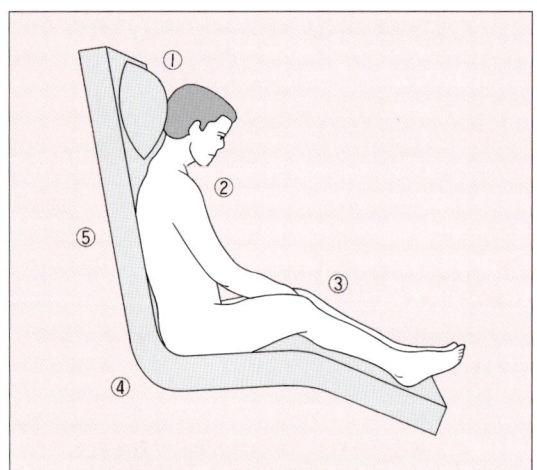

図4 嚥下障害のある患者にとって好ましい姿勢
この姿勢がもっとも誤嚥を少なくする
① 頭の後ろに枕
② 頸部は前屈
③ 膝は20ないし30°屈曲
④ 股関節は軽度屈曲
⑤ 背もたれは80ないし90°

たリウマチなどで関節に可動域制限がある場合には柄を長くする．

〔食べるときの姿勢〕

食べるときの姿勢も問題である．一般的にはきちんと体を起こして食べるほうがよいと考えられているかもしれないが，嚥下障害がある場合にはこれは必ずしも正しくない．むしろ体をやや後方に傾け，顎を引いてややうつむきかげんの姿勢（図4）が望ましいわけである．とくに，全身のリラックスが大切で，体のどこかに不必要な力が入っていてはいけない．首を後方に傾けて食べることは，よほど特殊な場合にしか行わない．また，麻痺がある場合には，麻痺側を下にするとか，麻痺側に首を回すとかについてはすでに説明した．

以上のすべてに関係することとして摂食訓練がある．上述してきたことは個々の問題への対処であるが，すべては口から食べられるようにするための努力であるから，実際に口から食物を入れて食べることが必要である．そのためには，嚥下障害があっても食べられるような食事を準備しなければならない．しかし，以下の項でこの問題が扱われるので，ここではこの食事の議論はしない．

ただここで強調しておきたいのは，以上すべての努力過程において，栄養士を含むさまざまな専門家が協力し合って患者の問題に取り組むという"チームワーク"がきわめて大切であるということである．いろいろな施設で，この協力関係がうまくいくことを期待する．

6 介護食とは何か

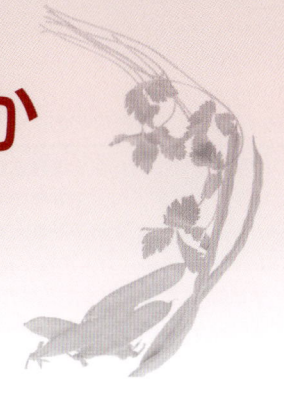

1 —"口から食べる"という意義

嚥下障害のもっとも大きな問題は，食事や水分などを"誤嚥"することにより，嚥下性肺炎や窒息を起こす危険が大きいことにある．そこで，これまでは，そのような危険を避けるために，経管栄養や経静脈栄養法をとることが一般的であった．低栄養や脱水状態に陥りやすい高齢者にとって，経管や経静脈による栄養法は，介助の手間も簡単であり，安全や栄養管理面からの意義は大きい．

しかし，口から食べないために，毎食行われていた食事からの味覚刺激が失われ，食べる楽しみを高齢者から奪ってしまい，生きがいや人とのふれ合いを失うなど，精神面で大きな問題がある．

"口から食べる"ということは，経管や経静脈栄養と違って，栄養源としての働きだけでなく，"食べる人"と"食べ物"，"食べさせる人"，"食事の場"とがふれ合い，相互に作用し合うことにより，五感から脳に刺激を与え，人間としての尊厳を保ち，QOLを高める，という素晴らしい意義があるものなのである（表1）．そして，"おいしそうな食事"を"おいしそうに食べている人"をみることは，介助をする人や周囲の人々にとっても，こころ楽しいものである．ここに，介護食の原点がある．

2 — 嚥下食と介護食

前述のように，摂食・嚥下機能が低下した高齢者に対して，できる限り口から食事ができるように，最近では食形態（テクスチャー）や食べさせ方を工夫したり，また脳卒中後の嚥下リハビリ訓練なども行われるようになった．

表1　口から食べる意義——ふれ合い

〔"食べ物"とのふれ合い〕
1. 食器の色，食べ物を噛む音を聞く（聴覚）
2. 食器の色や形，食べ物の彩りや形をみる（視覚）
3. 食べ物の香りをかぐ（嗅覚）
4. 食べ物の味を味わう（味覚）
5. 食べ物のテクスチャー，温度などに手，口唇，口腔でふれる，咀嚼する（触覚）

〔"食べさせる人"とのふれ合い〕
1. 語りかける声を聞く（聴覚）
2. 顔や姿をみる（視覚）
3. 人の匂いがする（嗅覚）
4. 手や体が触れる（触覚）

〔"食事の場"とのふれ合い〕
1. 人々の話し声や音楽を聞く（聴覚）
2. 食卓でのテーブルウェアの色やデザインをみる（視覚）
3. 食事の場の醸し出す匂いにふれる（嗅覚）

食事ケアやリハビリ訓練によって，嚥下機能が回復し，元気になる事例は数多くある．介護食とは，このような摂食・嚥下機能に障害のある人に対応できるように，おいしく，むせずに，食べやすく，栄養的で，のどごしのよい食事として，高齢者向けに開発されてきたものである．

しかし，嚥下障害には，重度のものから軽度のものまでさまざまな病態があり，介護食が嚥下食として嚥下障害のすべてに適応できるわけではない．嚥下障害に対する食事ケアは，個々の事例に細かく対応させたものでなければ，非常に危険な場合もある．とくに，病院や医療施設における重度の嚥下障害患者に対する嚥下リハビリ訓練では，嚥下造影や内視鏡により評価を行いながら，

表2　のどごしのよい食事の例

1. 時間をかけて軟らかく調理されたもの
2. ゼラチンや寒天などで寄せたもの
3. くず粉，かたくり粉でトロミをつけたもの
4. お茶，ジュース，汁ものなどにでん粉，ゼラチン，増粘剤*などでトロミをつけたもの
5. 酸味のものはむせないようすすめたもの
6. 和え物の衣は，衣の量を多くし，よくすりあわせ，トロミをつけたもの
7. 卵を使った軟らかい蒸し物など
8. やまいもやお粥などの粘りを利用したもの
9. 彩りよく，食欲の起きるようなもの

*市販の増粘剤（スルーソフト，トロメリン，トロミアップなど）を用いると，冷たいものでも温かいものでも，個々の状態に合わせて，ベッドサイドで食べる直前に簡単にトロミをつけることができる．
(手嶋，1994)[1]
**その他増粘剤は第15章参照

表3　介護食の条件

1. 口腔から咽頭部をなめらかに通り，むせずに，粘つかないで嚥下できる"のどごしのよい食事"にする
2. みた目にもきれいで食欲がわき，おいしいものにする
（例：どろどろの"おじや"のままでなく，"茶碗蒸し"などに再成形する）
3. "誤嚥しやすい食べ物"に気をつける
4. エネルギー，栄養素，水分が必要量とれるようにする
5. 誤嚥しない姿勢で，ゆっくり，少しずつ食べさせ，最後に水分をとって咽頭部に貯留した食物をよく洗い流すようにする
6. 愛情と敬意のこもった介助をする（一口でも召し上がっていただきたいというこころを示す）

(手嶋，1994)[1]

表4　誤嚥と栄養障害を防ぐためのポイント

1. 誤嚥しやすい食物形態を避ける．例：水分状，繊維状，スポンジ状，カマボコ状，口腔に付着しやすい形状，のどに詰まりやすい種実類，酸味の強いものなど
2. 嚥下しやすいテクスチャーに調整する．口腔をなめらかに通過し，むせず粘つかず，嚥下できる密度の均一なもの．例：ゼリー状，プリン状，ピューレ状，ネクター状，寄せものなど
3. 食事中に誤嚥の症候の有無をよく観察する．例：むせ，咳，痰，のどの違和感，声質の変化，食欲の低下，食べ物の好みの変化，食べ方の速さ，流涎，疲労など
4. 摂食内容・量の不足に注意する．例：水分，食物繊維，ビタミン類，ミネラル類，その他の栄養素など（食品・水分摂取量の記録をとり，不足分には栄養補助食品（剤）などで補う）

(手嶋，1995)[2]

表5　誤嚥しやすい食物形態と食べ物の例

1. 水分状のもの（水，お茶，ジュース，みそ汁）
2. 繊維状のもの（たけのこ，ごぼう，もやし，ぼそぼそした魚）
3. スポンジ状のもの（食パン，カステラ，凍り豆腐）
4. かまぼこ状のもの（かまぼこ，ちくわ）
5. 口腔内に付着しやすいもの（干しのり，わかめ，なっぱ，ウエハース）
6. のどに詰まりやすい種実類（だいず，ごま，ピーナッツ）
7. 酸味が強くむせやすいもの（オレンジジュース，梅干し）

(手嶋，1994)[1]

しだいに食事形態をステップアップさせていく必要がある．しかし，高齢者施設や家庭などで行う介護食による食事ケアでは，老化による摂食機能（とくに咀嚼・嚥下能力）の状態に応じて，終末期まで経口による食事摂取が可能になるように，その食事形態を固形から半流動，流動というように，しだいにステップダウンさせていくことが多い．

"嚥下食"，"介護食"という用語の用い方は混乱しているが，"嚥下食"とは，主に医療の場で嚥下障害患者に提供される嚥下リハビリ訓練食をさし，"介護食"とは，高齢者施設や家庭など生活の場において摂食・嚥下機能の低下した高齢者に提供される食事全般を広くさすことが多い．本書では，次項の「介護食の条件」を満たすような食事のことを"介護食"として取り扱っている．なお，摂食・嚥下リハビリ学会では，用語の共通

化をはかるため，嚥下障害食を「嚥下調整食」と呼ぶこととなった．

また，平成21年4月からは「えん下困難食」という名称で消費者庁が許可をしている．

3―介護食の条件

これまで一般に，咀嚼や飲み込むことが困難な場合の食事として，"どろどろの流動食"や"刻み食"が用いられてきた．しかし，それは食欲をそそらない，いかにも"まずそうな"食べ物であって，食べ物を口に入れる前の先行期（準備期）の段階から，食べる人の視覚や嗅覚に強く訴えてくれるような食べ物ではなかった．

介護食というのは，食べる人にとってはもちろん，食事ケアをする人にとっても"いかにもおいしそうな食べ物"でなければならないのである．もちろん介護食とは，咀嚼や嚥下機能に障害のある人に対応できるような食事であるので（表2），
 (1) 誤嚥や窒息を起こさない，
 (2) 栄養や水分を維持できる，
 (3) おいしく，のどごしよく食べられる，
という食事であることが必須条件であり，表3のような条件を満たす必要がある．

表4に示したように，誤嚥しやすい食物形態（表5）を避け，嚥下しやすいテクスチャーに調整し，食事中に誤嚥の有無をよく観察し，摂食内容や量の不足がないよう十分に注意することが必

表6 高齢者のための食事ケアのポイント

1. お年寄りを受容し，敬意をもって接する
   "人間の尊厳"を大切にし，敬語で話しかける
2. ゆっくりと自立を助ける介助をする
   時間をかけて自分で食べられるように援助する
3. 視野狭窄や誤認に注意する
   食器の位置や食べられない飾りものに注意する
4. 食事の姿勢や介助の位置に注意する
   誤嚥しない姿勢で本人の食べやすい位置から介助する
5. きれいな盛りつけを見せてから食事を開始する
   最初から刻みやどろどろでなく，後で食べやすい形態にする
6. ごちゃ混ぜにせず適切な一口量にする
   一品ずつの味を大切にし，飲み込みやすい量にする
7. 食前・食後に口腔ケアをする
   誤嚥に備え，食前にもリラックス体操と歯みがきをする

要になる．

さらにまた，高齢者の食事ケアでもっとも重要なことは，お年寄りを受容し，敬意をもって接することにある（表6）．

誕生以来，20年余を経て，最近は"介護食"という言葉だけが独り歩きをしているが，その原点に立ち戻り，介護食とは何であるかを十分に理解してほしい．

7 介護保険と介護食

1―介護保険と栄養士業務

2000年4月から介護保険制度がスタートした．介護保険では，被保険者（利用者）の"要介護状態"または"要介護となる恐れがある要支援状態"に対し，保健・医療・福祉サービスに要する費用が保険給付されるものである．利用者が保険給付を受けるには，保険者（市町村）に申請し，"要介護認定"を受けることが必要であり，全国一律の基準で調査，判定が行われる．認定結果に基づき，要介護区分（要介護1～5）は居宅介護支援事業所の介護支援専門員（ケアマネジャー）が利用者の自立支援のための具体的なサービス（図1）の組み合わせとしてケアプランを作成する．また要支援区分（要支援1・2）は地域包括支援センターで介護予防ケアプランを作成する．なお，表1の⑧居宅療養管理指導の欄には例示されていないが，管理栄養士による"訪問栄養食事指導"もこのなかに含まれる．

栄養士は，このような制度の中に積極的に参入し，栄養・食生活面からの支援により，要介護者の健康の維持とQOLの向上に貢献できる専門職として，業務を展開する必要がある．これまでの栄養士業務の多くは，集団を対象とするフードサ

	都道府県が指定・監督を行うサービス		市町村が指定・監督を行うサービス
介護給付を行うサービス	◎居宅サービス 【訪問サービス】 ○訪問介護（ホームヘルプサービス） ○訪問入浴介護 ○訪問看護 ○訪問リハビリテーション ○居宅療養管理指導 ○特定施設入居者生活介護 ○特定福祉用具販売 ◎居宅介護支援	【通所サービス】 ○通所介護（デイサービス） ○通所リハビリテーション 【短期入所サービス】 ○短期入所生活介護 （ショートステイ） ○短期入所療養介護 ○福祉用具貸与 ◎施設サービス ○介護老人福祉施設 ○介護老人保健施設 ○介護療養型医療施設	
予防給付を行うサービス	【訪問サービス】	【通所サービス】 【短期入所サービス】	◎地域密着型介護予防サービス ○介護予防認知症対応型通所介護 ○介護予防小規模多機能型居宅介護 ○介護予防認知症対応型共同生活介護 （グループホーム） ◎介護予防支援

図1　介護サービスの種類

ービス業務や施設での栄養マネジメントが中心となっていた．しかし今後は在宅ケアへの制度改正の広がりの中で，在宅での利用者（個人）のケアプランに即した食生活や栄養管理などの栄養指導業務を管理栄養士がより積極的に展開していくことが重要になってきている．

2—要介護・要支援状態の認定

要介護・要支援認状態に該当するか否かおよび該当する場合の要介護・要支援状態の区分は，基本的には介助等に係る5つの分野（直接生活介助，間接生活介助，問題行動関連行為，機能訓練関連行為，医療関連行為）に区分された行為について要介護認定等基準時間により判定される．具体的な基準は，表1のとおりである．

要介護認定の判定にあたっては，申請を行った被保険者の心身の状況，そのおかれている環境，その病状および受療状況について行われる認定調査と主治医の医学的意見（主治医意見書）が求められる．認定調査の調査項目は，身体的機能（視力，聴力，麻痺の有無など），身体動作（寝返り，立ち上がり，歩行など），日常生活動作（排尿・排便の後始末，入浴など），認知症の度合い（物忘れ，問題行動など），特別な医療（中心静脈栄養，経管栄養など）などである．摂食に関する項目としては，嚥下・食事摂取の2項目があげられている．

一次判定では，認定調査票のうちの基本調査のデータから要介護認定等基準時間をベースとしてコンピュータにより行われる．その後介護認定審査会で，認定調査票の基本調査・特記事項・主治医意見書に記載された主治医意見に基づき，最終的な審査および判定（二次判定）を行い，要介護状態区分（要支援1，要支援2，要介護1，要介護2，要介護3，要介護4，要介護5）として決定される．

3—要介護状態と"介護食"

要介護状態の高齢者では，咀嚼・嚥下機能の低下，認知症，ADLの低下などさまざまな心身機

表1　要介護認定等の審査判定基準

直接生活介助	入浴，排せつ，食事等の介護
間接生活介助	洗濯，掃除等の家事援助等
問題行動関連行為	徘徊に対する探索，不潔な行為に対する後始末等
機能訓練関連行為	歩行訓練，日常生活訓練等の機能訓練
医療関連行為	輸液の管理，じょくそうの処置等の診療の補助
要支援1	上記5分野の要介護認定等基準時間が25分以上32分未満またはこれに相当する状態
要支援2	要支援状態の継続見込期間にわたり継続して常時介護を要する状態の軽減または悪化の防止に特に資する支援を要すると見込まれ，上記5分野の要介護認定等基準時間が32分以上50分未満またはこれに相当する状態
要介護1	上記5分野の要介護認定等基準時間が32分以上50分未満またはこれに相当する状態
要介護2	上記5分野の要介護認定等基準時間が50分以上70分未満またはこれに相当する状態
要介護3	上記5分野の要介護認定等基準時間が70分以上90分未満またはこれに相当する状態
要介護4	上記5分野の要介護認定等基準時間が90分以上110分未満またはこれに相当する状態
要介護5	上記5分野の要介護認定等基準時間が110分以上またはこれに相当する状態

能の障害により，通常の自立した食生活を営めない者が大半を占めるので，なんらかの食事上の支援が重要不可欠となる．

"介護食"と"栄養アセスメント"（食嗜好，食事歴などの食生活，身体計測，血液生化学検査，咀嚼・嚥下機能と食物形態，食事介助の必要度，栄養素等摂取状況，消費エネルギーの測定記録）などによって，摂食・嚥下障害をもつ要介護高齢者の食事・栄養支援を行い，ケアプランのなかに栄養士の専門業務として位置づけられることが必要である．またそのためには，介護食のテクスチャー，栄養，調理，食事介助方法などに対する研究開発をさらに進め，専門技術の確立と普及を図る努力が必要になる．

介護を要する状態になっても，介護食によって，人生の最後まで人間としての尊厳を保つことができるよう，配食サービスなどのなかに介護食が組み込まれるような食事支援システムと在宅での栄養指導システムを確立することが望まれる．

8 摂食・嚥下障害をもつ高齢者の栄養管理

1―高齢者の特徴

　高齢者には，特有の種々の身体的および代謝上の変化が起こる（表1）．たとえば，基礎代謝量は加齢により活性組織量の減少が起こり低下する．一方，骨格筋以外の内臓系たんぱく質代謝は比較的よく維持され，窒素バランスが維持されている．体組織での脂肪の占める割合は，加齢に伴い増加し，とくに脳，腎臓での増加，大動脈におけるコレステロールの増加は著しい．また，糖質の消化吸収能の低下，末梢活性組織での糖質の利用率の低下，インスリン分泌の低下，インスリン受容体の減少による結合能の低下などによって生じる耐糖能の低下も観察されている．

　さらに，高齢者には外見的変化が現れる（表2）．歯の欠損，頭髪の変化，背骨の彎曲，皮膚の弾力性の低下はその代表的変化である．こうした高齢による生理的，外見的変化のほかにも，日常の食生活のなかにも，いくつかの栄養上の問題がある（表3）．

〔高齢者への対応における注意点〕

　高齢者，とくに嚥下困難を起こすような患者の場合，食事摂取と老化の影響について考えなければならない．

　"食べる"という行為には，食物を見て食べたい，おいしそう，香りがよいなどによって食欲がわくことが必要であり，それによってはじめて食物摂取，咀嚼，嚥下反射が起こる．すなわち，"食べる"という行為は，表4に示したように食欲から排泄までの行為があって成立する．嚥下困難の障害があるからといって，口腔内または咽頭などの嚥下機能だけをみるのではなく，食欲から摂取，排泄までの一連の行為のなかで高齢者への対応を行うことが重要である．とくに，摂取・嚥下障害者の症状や訴えを確認することが必要になる（表5）．以上のようなことを前提にして，摂取・嚥下障害者の栄養管理を行う必要があり，また医師，看護師，ST（言語聴覚士）などとのチーム医療での取り組みが不可欠である．

2―栄養アセスメント

　嚥下障害者の管理のなかでも，栄養管理は重要であるが，嚥下障害の診断や治療が優先されて，栄養管理が不十分であったり，見逃されたりする場合もある．嚥下障害者は器質的あるいは機能的障害によって，食事の摂取量の低下および副作用の強い薬剤の服用により，食欲の低下がみられる．また，長期間の静脈栄養法において，消化，吸収する小腸の能力の低下により，結果として栄養不良につながることもある．

　嚥下障害者の栄養状態を評価する際には，現在の状態が安定しており，嚥下障害に先だって，栄養に関係する食物摂取上に問題がない場合は，安全で栄養必要量を満たし，バランスのとれた食事の提供でよいと考えられる．しかし，すでに相当の体重減少をきたしている場合には，栄養補給法を選択し，栄養量を増加させる必要がある．

　また，栄養状態の評価を行う場合には，まず体重減少の原因を明らかにすべきであり，不適切な食物摂取がその原因であるのか，食事摂取に対する不安や恐れ，うつ状態にあるのかということを栄養不良の原因として追加して考える必要がある．

　嚥下困難発生前の罹患前体重，入院時体重を計

表1 加齢による生理機能の変化

1. 身体構成成分
   ① 脂肪以外の固形分，細胞内液などの身体構成成分の減少
   ② 血漿量の減少
   ③ 血漿アルブミンの減少
2. 消化管系
   ① 唾液，胃液などの分泌の減少
   ② 吸収の軽度低下
   ③ 食道，腸の蠕動の低下
   ④ 胃排出率の低下
   ⑤ 能動輸送の減少
3. 肝
   ① 肝重量の減少，機能変化は軽度
   ② 薬物代謝の低下
4. 心，血管系
   ① 心拍出量低下，肥大，ストレスに対する反応の低下
   ② 血管弾性の低下，血管壁肥厚，末梢血管抵抗の増加，腎，肝，脳，筋肉の血液減少
5. 腎
   ① 機能的ネフロンの減少
   ② 糸球体濾過率および腎血流の減少
   ③ 血清クレアチニン不変，クレアチニン・クリアランス低下
   ④ 尿細管機能の低下
6. 神経系
   ① 血液量の減少，短期記憶の低下，脳機能低下，薬に対する閾値の低下
7. 肺
   ① 胸郭の変化
   ② コラーゲンの交差結合（cross-linking）を伴った弾性の低下と強直の増加
   ③ 機能的残気量の増加，強制呼吸量の減少
   ④ 気管・気管支線毛の数の減少，運動の低下
8. 内分泌腺
   ① ホルモン分泌量の減少，耐糖能の低下
   ② 副腎の異化活性（catabolic activity）のバランス変化

表2 在宅患者の身体的特徴——加齢による外見的変化

1. 歯の変化
   歯の欠損，義歯による咀嚼力の低下がみられる
2. 頭髪の変化
   頭皮が老化し弾力性を失う．髪をつくっている毛母細胞に十分な栄養が送れなくなり，髪が細くなったり，白髪や髪が抜け落ちたりする
3. 動脈硬化が進む
   血管の壁が硬くなったり，コレステロールの沈着が進み，血液の通りが悪くなる
4. 背骨の彎曲
   骨の老化に伴い，背骨が曲がったり，背がちぢんだりする
5. 骨がもろくなる
   骨塩量が減少し，骨折しやすく，骨粗鬆症になりやすい
6. 脳細胞の減少
   脳細胞は，1日に10万個程度ずつ死んでいくといわれる
7. 胸腺は萎縮していく
   免疫に重要な働きをする胸腺の老化によって免疫能力が低下し，病気にかかりやすくなる
8. 皮膚は弾力性を失う
   コラーゲンやエラスチンなどの組織が量的にも質的にも変質し，弾力性を失ってしわができる
9. 水晶体の変質
   水晶体（レンズ）が硬くなり，弾力性を失う．ピント調節がうまくいかなくなり老眼になる．また，水晶体が濁り白内障になる

表3 高齢者に起こりやすい栄養（食事）の問題点

① 食欲の低下，食物摂取量の低下によって栄養素量が不足する
② 咀嚼や嚥下能力の低下によって食品が画一化され，栄養素のアンバランスが生じ，食物繊維が不足する
③ 味覚が低下するために濃い味付けを好み，砂糖や食塩摂取量が増大する
④ 食事が淡泊になり，脂肪の摂取量が減少し，必須脂肪酸の欠乏や脂溶性ビタミンの吸収が悪くなる
⑤ 間食に菓子類，ジュースなどの摂取が多くなり，砂糖の摂取量が増大する
⑥ 慢性疾患などの治療薬の常用によって食欲が低下する
⑦ 精神的機能が低下する
⑧ 体が不自由で買い物，調理が困難となる

測し，体重減少率，1カ月5%以上，3カ月7.5%，6カ月10%以上のものが重度の体重減少となる．皮下脂肪蓄積量を反映する上腕三頭筋皮脂厚（TSF）や筋たんぱく量を反映する上腕囲（AMC）が80%以下，窒素バランス（−），血清アルブミン3g/dl以下などが重要な栄養パラメ

表4　食事の摂取と老化の影響

食欲	・視力の低下は"おいしさ"に影響し，摂取動作を困難にする ・嗅覚の低下は"おいしさ"に影響する ・乳頭や味蕾の数の減少と脳の味覚受容機能の低下により甘味，酸味，塩味，苦味すべての味覚が低下する．とくに，塩味の感覚低下が著しく，塩分をとりすぎる結果となる
摂取	・運動機能，とくに上肢の障害，脳血管障害による片麻痺，関節リウマチによる関節の変形・拘縮，パーキンソン病による振戦，神経・筋疾患で握力の低下が起こり，これらによって摂取動作が困難になる
咀嚼	・加齢とともに歯の損耗，脱落は高度になり，咀嚼能力は極度に低下する ・総義歯を入れた者の咀嚼力は，有歯者に比べ約1/2に低下する
嚥下	・咀嚼能力の低下により，固形食物のうのみ→無理な嚥下→咽頭でのつかえ→窒息を生じる危険もある ・唾液の分泌量が減少し，口腔粘膜の滑らかさを失わせ，嚥下もスムーズに行えなくなる ・咽頭・喉頭の味覚鈍麻，反射機能低下，咀嚼筋群の筋力低下などにより，誤飲（飲み込んだものが気管に流入すること，いわゆる"むせ"）を起こしやすい
消化/吸収	・胃は萎縮性変化を起こし，筋緊張が低下し，消化液の分泌が低下する．無酸症も増加し，消化・吸収に及ぼす影響が大きい ・老年者の大食は，胃壁の弾力性収縮力の低下鈍麻などにより，満腹感が得られないことが原因と考えられる ・膵液のたんぱく分解酵素が減少する．たんぱく質を大量に摂取した場合は消化不良を起こす
排泄	・腸壁の筋緊張が低下して蠕動運動が弱まり，便秘になりやすい

（松岡　緑：教育と医学, 38：155, 1990）

表5　代表的主訴

むせる
咳が出る
咀嚼力の低下
嚥下困難感や咽頭違和感，残留感がある
声がかすれる
食欲低下（＝食事摂取量の減少）
体重減少，食事時間が長くなる
食事内容や食べ方の変化
食事中の疲労感がある
窒息しやすい

ータの指標となる．

　しかし，嚥下障害を引き起こす疾患は，多発性硬化症や神経・筋疾患などとともに，脳外科，食道癌などの術後疾患も多く，栄養パラメータの指標として，それぞれの疾患に対して検討する必要がある．

3─栄養基準量

　嚥下障害を起こした原因やそのときの患者の栄養状態により，栄養基準量は異なる．

　パーキンソン病や多発性硬化症の場合には，健常者の食事摂取基準に準じて必要量を算定すればよく，エネルギー25〜30 kcal/kg，たんぱく質1〜1.2 g/kgとなり，高齢者で寝たきり状態であり，他に栄養状態に関する問題がない場合には，エネルギー22〜25 kcal/kg，たんぱく質1〜1.2 g/kgが目標となる．

　栄養評価により栄養不良が認められた場合や術後の侵襲が認められる場合で，経口摂取が困難な場合には，経腸栄養法か静脈栄養法との併用により，エネルギー35〜40 kcal/kg，たんぱく質1.2〜1.5 g/kgを目標とする．

　栄養素の選択については，食物による栄養補給で，たんぱく質を分解して，吸収に必要なペプチドあるいはアミノ酸にできるか，脂肪不耐性があ

り特別な脂肪酸の投与が必要になるのか，また，乳糖には耐性があるのかなどとともに，その他の栄養に関する問題を検討して，補給する栄養素を選択する必要がある．

4─栄養療法の実際

嚥下困難者は，経口的食物摂取により必要栄養量を補給することができないことが多い．つまり，咀嚼ができない，嚥下ができない，閉塞があるなどによって，また外科的手術を受けたなどにより，経口摂取が困難となる．この場合には，消化管の機能が正常なときは経腸栄養法となるが，経口摂取能力が少しでも可能な場合には，訓練食より始めて，少しずつ経口摂取量を増やしていく．

訓練食の進め方としては，患者に安心感をもたせるために，食べられる食品を続けて使用するとよい．訓練食では栄養量は不足するので，栄養素摂取量を調査して充足率により経腸栄養法と食事との併用となる．

チューブは5〜8 Fr（フレンチサイズ）のものが一般に使用されている．成分栄養剤（ED）は5 Fr，経腸栄養剤は8 Frが無難である．

また，患者の消化管を使ういろいろな栄養療法を試みても，それぞれが不成功に終わる場合や適切でない場合には，非経口栄養法として，末梢輸液や中心静脈栄養法が行われる．長期間あるいは制限なく経腸栄養療法を行う患者は，胃瘻，空腸瘻を考えなければならない．外科的にカテーテルを留置することにより，持続的に経腸栄養療法が行われる．

5─栄養教育

嚥下障害者における栄養教育の目的は，第1に患者の栄養状態の評価を行うことであり，それと同時に第2に，体幹姿勢の保持による気道の確保，自助具などの利用で安全な食物摂取が可能となるように指導することである．第3に，安全で安心して栄養補給ができる，食品の選択と補給計画を立てることになる．第4に，経口摂取による生命の維持ができないときには，多くの場合経腸栄養法との併用になるが，患者の残された機能を最大限に引き出して，経口摂取によるQOL（quality of life）を高めることになる．

嚥下障害者の栄養教育は，介護者である家族を中心に行う場合が多くなるが，患者本人の身体的能力が少しでもある場合には，自助具などの利用による患者への直接指導を行う必要があり，このことによって，リハビリテーションへの取り組みに患者が意欲をもつようになることもある．

とくに安全な食物摂取の姿勢や食べさせ方の指導は，入院中に実践的に家族に教育することが重要である．安全な食品の選択については，家庭で簡単に調理ができるメニューの提供や調理指導が必要になる．また，市販食品の上手な使い方，増粘剤の利用や購入方法についても指導する．また，認知症を伴う高齢者には特別な配慮が必要となる．認知症高齢者は外の世界への関心が薄れ，食事に対しても関心を示さなくなり，認知機能などの低下から異食行動を起こすこともある．このような認知症特有の食事の問題点に気をつけながら食事ケアを進めることが重要である．

最後に，嚥下障害者の教育はチーム医療で行うために，カルテへの記録やチームスタッフとのコミュニケーションを大切にすべきである．

6─栄養教育の効果判定

栄養教育の評価において重要なことは，臨床的効果と同時に，栄養教育独自の教育効果を評価することである．たとえば，高血圧患者に栄養教育を行った場合，血圧の低下やコントロールだけを評価基準とすると，栄養教育の直接的効果は隠れてしまうことになる．たとえ血圧が低下しなくても，患者は，①栄養教育により食事療法を知り，②外食や家庭での食塩のとり方に気をつけるよう意識しはじめ，③さらに食事内容が改善され，体重コントロールができるようになった，などの具体的な教育目標ごとに取り組みが証明されれば，栄養教育の効果はそれぞれの段階で評価されることになる．

栄養指導評価表

氏名 (フリガナ)		外来カルテ No.	栄養指導 No.
			月　日
意識の変化	食事療法に対する姿勢		3・2・1
	家族（協力的・非協力的）		3・2・1
	病認識		3・2・1
	理解力		3・2・1
	欠食		無・有（朝・昼・夕）
	間食・夜食		無・有
	外食		無・有（　回/週）
	過食		無・有
	偏食		無・有（　　）
	三食均等		3・2・1
	食事間隔均等		3・2・1
	早食い		無・有
	味覚（甘さ辛さに対する）		3・2・1
実践〈教育〉の効果	食事計画（献立作成）		3・2・1
	指示栄養量		充足率　％
	栄養バランス		3・2・1
	食品計量		3・2・1
	単位計算		3・2・1
	食品交換表		3・2・1
	食塩		g/日
	動物性脂肪/植物性脂肪比		3・2・1
	アルコール		g/日
	コレステロール		3・2・1
	食物繊維		3・2・1
	カルシウム		3・2・1
その他	空腹感		無・有
	運動不足		無・有
	肥満（適正体重の維持）		kg（BMI）
	快眠		快眠・不眠
	便秘		無・有（　回/日）
	たばこ		本/日
	特殊食品	食塩調整食品	無・有（　回/日）
		エネルギー調整食品	無・有（　回/日）
		機能強化食品	無・有（　回/日）
教育評価			3・2・1
フォローアップ計画			

3：良±10%, 2：可±15%, 1：不可

図1　栄養指導評価表の例

表6　介護能力評価表

介護能力	1	2	3
理解力と判断力	問題なし	だいたい大丈夫	あまりない
介護知識と技術	問題なし	だいたい大丈夫	あまりない
家族の体力・健康状態	十分ケアできる	休息をとればケアできる	ケアできない
時間的余裕	十分ある	ときどき無理なことがある	日中はない
介護意欲と実行力	十分ある	ある	あまりない
家族の介護協力	十分ある	ある	あまりない
高齢者と介護者・家族と介護者の関係	よい	だいたいよい	あまりよくない
経済力	十分ある	だいたい大丈夫	あまりない

最近では，医療におけるQOLの向上が叫ばれ，栄養教育の目標としても検討されるようになってきた．栄養教育は，栄養状態のコントロールや食生活の改善を目標とするために，患者に対して，食品や栄養素量の制限などが伴うため，空腹感や食べたいものが食べられないということにより，仕事への集中力や維持力が低下し，QOLは低下することになる．こうしたことから考えて，栄養教育の評価としてのQOLの検討が必要である（図1）．

嚥下障害者の栄養教育的評価を行う場合は，とくに適正な栄養補給により，栄養状態が改善されているということが評価の基準となるが，それらのほかに，家族の介護力，すなわち介護知識や技術，介護意欲と実行力，介護協力などの評価や判定も重要になる（表6）．

7─嚥下障害者への具体的対応

1 嚥下の過程と嚥下障害

嚥下のメカニズムの項で詳しく述べられているが，嚥下の段階は通常，口腔期，咽頭期，食道期の3つに分けられる（p.9参照）．

口腔期とは，口腔に食物が入って，咽頭後壁に当たって嚥下反射が起こるまでで，随意運動の過程である．

咽頭期とは，送り込まれた食塊が咽頭を流れ，喉頭内に流入することなく，食道に輸送される反射運動の過程である．咽頭期は不随意運動であり，とくに延髄にある嚥下中枢との関係が大きく，延髄は大脳から両側性にコントロールされており，大脳の片側だけ損なわれても嚥下障害につながることは少ない．

食道期とは，随意的にはコントロールできず，食塊を食道より胃の中に送り込む時期であり，蠕動運動である．

〔嚥下障害者の食物摂取の問題点〕

嚥下障害は，飲み込みの困難，喉頭および気管への誤嚥に大別される．

問題点をあげると，①誤嚥性肺炎，②窒息の危険，③脱水状態，④低栄養状態，⑤食べる楽しみの喪失など，5点が考えられる．

〔摂取できる食物形態〕

先にも述べたように，嚥下運動は3段階に分けられ，障害の段階によって摂取できる食物形態が異なっている．

(1) 口腔期障害：液体，低粘度で半流動の食物形態が好ましい．

(2) 咽頭期障害：低粘度で半流動，半固形物，同一物性の食物形態で，凝集性があり，ほどよい硬度で，切れがよく，のどごしのよい食品が好ましい．

(3) 食道期障害：液体，低粘度で半流動の食物形態で，切れがよく，のどごしのよい食品が好ましい．

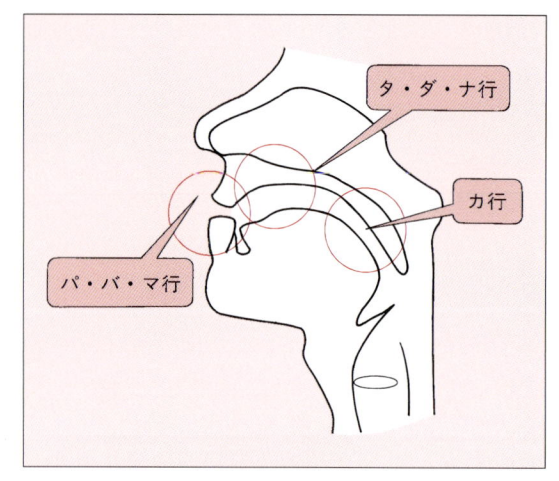

図2　構音点

話し言葉の訓練は，摂食・嚥下訓練に役立ち，口唇，舌の動きの確認となる

表7　基礎的な嚥下器官の運動機能訓練

口唇運動の訓練	口唇のすぼめや合わせ動作の強化
下顎運動の訓練	下顎の安全性の維持と開閉動作の強化
舌運動の訓練	舌全体および局部的な形態変化と動作の強化
促通刺激法	顔面，舌，軟口蓋，咽頭に刺激などを与え，運動を誘発し，強化する

〔食品選択の注意点〕

食品の選択をするうえで注意しなければならないことは，嚥下造影検査による障害の評価であるが，構音障害についての評価も重要である．

嚥下に関する器官と言葉の発声は相互に反映し合っており，とくに口唇，舌の動きが食品の選択に大きくかかわっている．パ，バ，マ行がうまくできない場合は口唇閉鎖，すなわち食物の取り込み，食物の口腔保持がむずかしくなる．タ，ダ，ナ行がうまくできない場合は舌尖での食物の取り込みがむずかしくなり，口腔内の食品をおく位置も中央より奥になり，ゼリーのような凝集性のある食品がよい．また，カ行がうまくできない場合は舌背の挙上や奥舌の動きが弱く，舌圧が低くなり，硬度の低い，ヨーグルト，ポタージュのような食品が食べやすくなる．

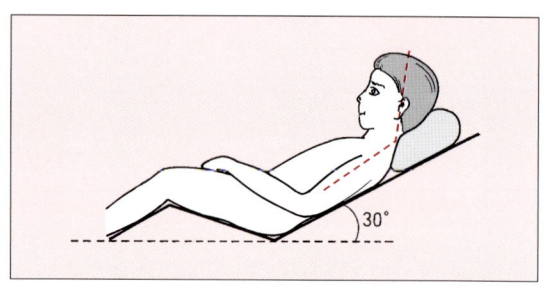

図3　摂食姿勢

30°仰臥位・頸部前屈位，坐位．嚥下造影の結果，臨床所見などでベストポジションを医師が決定する

食品の種類や物性を選択するときは舌の動き，すなわち構音点の確認が重要になる（図2）．

2　安全な食物摂取の訓練と条件

基礎的な嚥下器官の運動機能訓練の方法を**表7**にまとめた．このような基礎訓練を行ったうえで，安全に訓練食を嚥下させて摂食試行による嚥下訓練を行う．その際の安全確保（誤嚥に対する万全な構え）として，①吸引装置と必要器具の準備，②緊急時の人的対応（医師，看護婦）がきちんとできていることが大切である．

3　安全姿勢

気道の閉鎖を最大限に図るため，頭と肩はやや前傾にし，顎を下に引いて胸につけるようにする．また，頭部は左右どちらか健側が下になるよう固定する．片麻痺患者の体幹保持も，健側が下になるよう側面から支える．起坐位で食事をとることができない場合は，ギャッチベッドなら30°，60°，90°の体位の確保ができる．この体位で食事をすれば，目で見ながら食べられるばかりでなく，安全な気道の確保ができ，咀嚼や嚥下も容易で，食物摂取もスムーズになる．

側臥位にする場合は，咀嚼機能のより高い健側を下にする．また半身麻痺がある場合には，麻痺していない健側を下にして側臥にする．側臥位では，頭の位置が低すぎると，気道が開いて，むせやすくなる．また，逆に高すぎると顎を引く姿勢になるために口の働きが不自由になる．

口から胃まで不自然に曲がらずに，口がスムー

ズに動きやすい安楽な体位を保つことが基本となる（図3）．

〔摂食時の注意点〕

舌の運動，下顎の挙上，口輪筋の力が低下しており，口の中に食物を多量に入れても嚥下運動ができないために，1回量は小さじ1杯5～6g程度で，1回に嚥下し飲み込める量とする．

食物は口の下方から，舌の中央より前のくぼんだ位置にしっかりとおく．スプーンを上方から運ぶと，下顎が上がり，頸部が伸展して喉頭が挙上しにくく，嚥下反応が起きにくくなるので注意する．食物は自力で口唇で捕捉するよう指示する．スプーンで舌を圧迫し，口唇を閉じさせると，舌の挙上の助けとなり食物がとりやすくなる．

脳卒中などにより片麻痺がある場合は，食物をおく舌の位置が変わってくる．できるかぎり舌の力の強い健側を下にしておくと食べやすくなる．しかし，噛む習慣により異なる場合もあるので，事前に確認しておく必要がある．

4 訓練食

〔観察と評価〕

訓練食とは，嚥下障害の臨床評価を行ったあとに，摂取できる食品，量，時間，咀嚼能力などを観察し評価するために試行する安全な食物形態による食事である．

(1) 全身状態が安定：呼吸，血圧が安定，発熱がない，顔色に変化がない．

(2) 嚥下，咀嚼の状況：むせがなく，咀嚼の力があり，飲み込みの速度が一定である．口腔内に食塊の残存物が残らない．

(3) 食事時間（20～30分）：嚥下困難の患者にとって，食事をすることは，誤嚥に注意し，飲み込むタイミングなどに気を使うために，訓練の時間が長いと疲労するので長時間にならないようにする．

(4) 摂取量：1回の摂取量は40～50gの食品を2品程度摂取できればよく，食べることへの安心感を与える．また，訓練食も毎日変える必要はなく，患者が安心して摂取できる食品を続けることが重要である．

(5) 必要栄養量：栄養量の充足率は訓練食では考える必要がなく，栄養補給は経管栄養法や点滴で行う．

〔摂食場面の観察〕

食後は摂食場面においてむせの有無の確認により，咽頭残留していたものを誤嚥していないか，食道残留，胃食道逆流の有無を観察することが重要である．坐位姿勢をとっている場合は，食道内逆流を防ぐには効果的であるが嚥下には不利に働く場合があるため，むせの有無には十分注意して観察する（表8）．

〔訓練食の条件〕

訓練食は離乳食に近い食品であり，同一物性の食品が好ましく，硬度が小さく，凝集性のある食品が望ましい．訓練食として適した食品はつぎのようである．

(1) 食品の物性が均一で，ペースト状態のもの（カスタードクリーム）

(2) 硬さが少なく，凝集性があり，粘度が少ないもの（プリン）

(3) 温度は生温かいものより，冷たいものがよい（有糖ヨーグルト）

(4) 香りがあり，味のはっきりとした食品がよい（フルーツコンポート）

(5) 軽量のものより，重量感のある食品がよい（かぼちゃペースト）

凝集性の低いものには，ゼラチン，寒天，くず粉，かたくり粉，やまいも，トロメリン，トロミアップなどを使用し，凝集性を高めて使用するとよい．しかし，粘度を増さないよう注意する．

5 食事の必要条件

咀嚼・嚥下障害者の食事の必要条件をまとめると，つぎのようになる．

(1) 嚥下障害にあった段階的分類：嚥下困難な患者は，その機能レベルによって摂取できる食品，形態や量が異なるために，いずれの段階でも適応できるメニューが必要である．

(2) 固形物と水分補給について選択が可能である：嚥下困難な患者は，液体の摂取が困難であり，水分補給がむずかしい．また，固形物

表8 摂食場面の観察ポイント

観察項目	観察ポイント	考えられる主な病態・障害
食べ物の認識	ぼうっとしている　キョロキョロしている	食べ物の認知障害，注意散漫
食器の使用	口に到達する前にこぼす	麻痺　失調　失行　失認
食事内容	特定の物を避けている	口腔期，咽頭期，味覚 唾液分泌低下，口腔内疾患
口からのこぼれ	こぼれてきちんと口に入らない	取り込み障害，口唇，頬の麻痺
咀嚼	下顎の上下運動だけで，回旋運動がない 硬い食べ物が噛めない	咬筋の障害 う歯，義歯不適合，歯周病など
嚥下反射が起こるまで	長時間口にため込む 努力して嚥下している 上を向いて嚥下している	口腔期，咽頭期 送り込み障害
むせ	特定の食べ物（汁物など）でもむせる 食事のはじめにむせる 食事の後半にむせる	誤嚥，咽頭残留 誤嚥，不注意 誤嚥，咽頭残留，疲労，筋力低下 胃食道逆流
咳	食事中，食事後に咳が集中する	誤嚥，咽頭残留，胃食道逆流
声	食事中，食後に声が変化する	誤嚥，咽頭残留
食事時間	1食に30～45分以上かかる	認知症，取り込み，送り込み障害など
食欲	途中から食欲がなくなる	認知症，誤嚥，咽頭残留，体力低下
疲労	食事の途中から元気がない　疲れる	誤嚥，咽頭残留，体力低下

でも口腔内で溶けて液体になる食品について十分な注意が必要になる．
(3) 嚥下困難訓練食から段階的に進めることができる：嚥下運動や咀嚼能力を観察し評価したあと訓練食を進めるが，段階的に嚥下困難食を進める必要がある．しかし，嚥下能力が不安定なために栄養量の確保はむずかしく，経腸栄養剤や点滴との併用で進める．
(4) 栄養量の算定が可能である：各機能レベルの食事摂取量に対して，栄養量の算定が可能である．

6 メニューのポイント

咀嚼・嚥下障害者のメニューは，患者にとって安全であり，安心しておいしく摂取できることはもちろんであり，患者の人間としての要求を満たし，QOLを高めることが求められる．
(1) 料理の見た目が食欲をそそり，香りが豊かで美味であること．
(2) ゼラチン，寒天などを使用した冷菜と蒸し物を中心とする温菜メニューで，幅広いメニュー構成とする．温度は60℃を超えないよう注意する．
(3) 一品の重量を少なく（40～50 g）して品数を増やし，選択して摂取できるよう配慮する．
(4) 調理作業の手間を省くうえからも，市販されている料理の素材を利用する．

〔食品の形態〕

咀嚼・嚥下障害者にとって好ましい食品の形態とは，以下のようなものである．

・プリン状：プリン，ババロア，ムースなど
・ゼリー状：牛乳，ジュースのゼリー，ヨーグルト
・ポタージュ状：クリームスープ，シチューなど
・ネクター状：バナナ，ピーチ，りんごなど

表9　嚥下困難食の献立例

区分	A. 訓練食	B. 嚥下困難食①	C. 嚥下困難食②	D. 水分補給食	E. 主食
食事内容	1. 果汁，裏ごし野菜，牛乳などを増粘剤などでまとめる 2. 果汁，裏ごし野菜，牛乳などをゼラチンでまとめる	果汁，裏ごし野菜，卵豆腐などの食品の物性が均一なものをゼラチン，増粘剤などでまとめる	白身魚，じゃがいも，フルーツ缶詰などを裏ごしまたは刻みにしてゼラチン，寒天，増粘剤などでまとめる 注）野菜は繊維の少ないものを使用する	ゼラチン濃度1～3％に調整した，冷温ゼリーにする（ゼラチン，寒天，増粘剤）	基本的には主食はミキサーにかける
食品例	1. アイスクリーム，有糖ヨーグルト，増粘剤でまとめた野菜ピューレ（にんじん，かぼちゃ）・果汁，テルミールソフト，アイソカルプディング 2. ゼラチンでまとめた野菜ピューレ（にんじん，かぼちゃ）・果汁（1％ゼラチン）	プリン ムース ババロア やまいも豆腐 卵豆腐（やまいも2％入り） 魚ムース かぼちゃ裏ごし ヨーグルトゼリー チーズ豆腐寄せ アイソカルジェリー（1～3％ゼラチン）	白身魚つぶしゼリー寄せ 野菜軟らか煮 とろろいも まぐろつぶし うどん寄せ つぶしじゃがいも フルーツゼリー えびすり身 つぶしかぼちゃ煮 豆腐卵とじ 温泉卵・はんぺん煮	果汁ゼリー りんご オレンジ 牛乳ゼリー みそ汁ゼリー すまし汁ゼリー コンソメゼリー 経腸栄養剤ゼリー （増粘剤により粘度を調整する）	おもゆ 三分ミキサー 五分ミキサー 全粥ミキサー フレンチトースト
一食の品数	30～50 ml 程度の食品を1～2品	50～80 ml 程度の食品を2～3品	50～80 ml 程度の食品を2～3品	50～100 ml を1品として1日必要水分量を，食事摂取量と合わせて決める	100～150 ml

栄養量については担当医の指示により決定し，摂取量を調査し栄養士が報告する．
注）1回の摂取量は訓練食1～3 ml（ティースプーン1/2杯），嚥下困難食3～5 ml（ティースプーン1杯）に調整して提供する．

- 蒸し物：豆腐，茶碗蒸し（やまいも20％を入れる）
- すり身：やまいも，まぐろ（生）
- 粥状：全粥，五分粥，三分粥のミキサー
- 乳化状：アイスクリーム

凝集性の低いものは，ゼラチン，寒天，くず粉，かたくり粉，トロメリン，トロミアップなどを使用し凝集性を高める．

一方，注意する食品の形態は水，食塊の大きいもので，ひき肉，刻んだかまぼこ，いり豆腐など，ばらつきやすいもの，繊維質の多い野菜，ごま，ピーナッツ，だいずなどの豆類，のり，わかめなどの口腔内に付着しやすい食品は危険である．そのほか，酸っぱいもの，辛いもの，硬いものは控える．

7 嚥下困難食の適応食品と調整

嚥下困難食は，個人ごとの対応になるため，食事の準備や調理に手間がかかる．先にも述べたように，市販されている料理の素材を利用するとよい．また，栄養補給のためには，種類も多くなり味もよくなった経腸栄養剤や高エネルギー食品，高たんぱく質食品などの特別用途食品を利用するのもよい．嚥下困難食の献立例を表7に示した．

利用できる食品は市販のベビーフード，魚・いか・えびなどのすり身，おろしやまいも，枝豆，にんじん・かぼちゃの裏ごし，マッシュポテトな

表10 とろみ調整商品

製品名	スルーソフトS	トロミアップ	トロメリン
原材料	でん粉・増粘多糖類	デキストリン・増粘多糖類	加工でん粉・デキストリン
特徴	・液状食品や刻み食に，温度に関係なく粘度がつけられる ・溶けやすく，粘度がつきやすくなった ・食品に添加後，時間が経過しても粘度は変化しない ・無味無臭・食品の風味を損なわない ・ボックスタイプになり，使用しやすくなった	・液状食品や刻み食に，温度に関係なく簡便に粘度アップができる ・少量でも増粘効果が発揮され，粘度調整が容易 ・一定時間経過後でも，粘度が変化しない ・無味無臭，食品の風味を損なわない ・食物繊維の補給に役立つ	・温度に関係なく，混ぜるだけで簡単に粘度を増すことが可能 ・無味無臭，食品の風味を損なわない ・酸性飲料，ミネラル飲料に対しても，安定した粘度が得られる ・食品に添加後，時間が経過しても粘度は変化しない ・食塩，保存料などは含んでいない ・糖質のため，エネルギー補給に役立つ
外観	細粒状		粉末状
水溶液の色	やや薄い褐色		透明
使用方法 ・液状食品 ・刻み食 　その他の食品	好みのとろみを別につくり，これを適宜刻み食とあえる．調理済み食品の薄味のスープと製品を加え，ミキサーに十分かけペースト状にする	撹拌しながら，少しずつ加える ミキサーにかけたものに製品を混ぜる．調理済み食品に薄味のスープと製品を加え，ミキサーに十分かけペースト状にする	
製造会社	日研化学	ヘルシーフード	三和化学

注）散剤は水に溶かして，増粘剤でとろみをつけて使用するとよい．
（栄養日本，37(11)，1994）

どである．

また，食品に凝集性やすべりをもたせて食べやすくするために，かたくり粉，ゼラチン，寒天などがよく利用されているが，最近，でん粉を利用した，とろみ調整のできる増粘剤が商品として市販されている（**表10**）．

8 栄養教育

嚥下障害者における栄養教育の目的は，第1に患者の栄養状態の評価を行うこと，第2に体幹姿勢の保持による気道の確保，自助具などの利用で安全な食物摂取が可能となるよう指導することである．第3に，安全で患者が安心して栄養補給ができるような食品を選択して，栄養補給計画を立てる．第4に，経口摂取による生命の維持ができない場合，多くは経腸栄養法との併用になるが，それでも患者の残された機能を最大限に引き出して，経口摂取によるQOLを高めるようにすることである．

嚥下障害者の栄養教育は，介護者である家族を中心に行う場合が多くなるが，患者本人の身体的能力が少しでもある場合は，自助具などを利用して患者への直接指導を行う．それがリハビリへの取り組みに意欲がでることにもつながる．とくに安全な食物摂取の姿勢や食べさせ方の指導は，入院中に実践的に家族に教育することが重要である．

安全な食品の選択については，家庭で簡単な調理ができるメニューの提供や調理指導が必要になる．また，市販食品の上手な使い方，とろみ調整食品の利用や購入方法についても指導する．最後

に嚥下障害者の教育はチーム医療で行うために，カルテへの記録やチームスタッフとのコミュニケーションを大切にすべきである．

そして栄養教育は継続的な効果判定を行う必要がある．栄養教育の効果判定は，適正な栄養補給により，栄養状態が改善されているかどうかが評価の基準となるが，その他に家族の介護力のアップ，協力度，患者のQOLの向上などが重要な評価の柱となる．

9 介護食の形態とテクスチャー

　嚥下障害のある人の食事ケアにおいてもっとも重要なことは，食物の誤嚥を防ぐことである．嚥下障害のある人が食物を飲み込む（嚥下する）際には，水のようにさらっとした液体では，間違って気管に入りむせる場合がある．また，もちのように「粘つき」があり，付着性の大きいものでは，逆に気管（のど）につかえ窒息状態となりやすい．

　健常な人であれば，どのような形態（状態）の食物でも食べることができる．しかし，咀嚼機能や嚥下機能が低下している人にとっては，咀嚼しやすい硬さかどうか，飲み込みやすい形態かどうかが問題となる．

1─介護食の形態

　一般に，咀嚼機能や嚥下機能が衰えた人の食事では，食物を軟らかく煮たり，刻んだりして咀嚼や嚥下機能を補助するような形態にする場合が多い．

　しかし，嚥下に障害がみられる人にとって，刻み食は好ましい形態とはいえない．なぜならば，嚥下に障害のある人は，舌の送り機能が低下している場合が多いので，口腔中で食物を食塊とすることができにくく，口腔中でばらばらになるので，まとめてのどの奥に送り込むことがむずかしい．しかも，飲み込んだ後も，ばらばらな形態の食物は口中に残留しやすいので，呼吸により誤嚥する危険性があり，"咀嚼しやすい硬さ"と同時に，"まとまりやすく，飲み込みやすい形態"かどうかが重要な条件となる．

2─介護食のテクスチャー

1 食物のテクスチャーとは

　食物のテクスチャーとは，"さらっとした―粘つく"，"硬い―軟らかい"など，食物の粘稠性を表す特性である．粘稠性を表す用語の多くは，テクスチャーに代表される食物のレオロジー的性質と深くかかわっており，食感（いわゆる口ざわり）に関する性質を表している．

　テクスチャーは主観的な感覚であるが，この主観的な感覚を客観化することが必要である．テクスチャーを客観化する手段として，ある程度主観的な特性と対応がついている客観測定値を求める必要がある．

2 テクスチャー測定の手法

　食物のテクスチャーは主観的に知覚される要素が大きいので，テクスチャーに関する客観的な情報を得る必要がある．

　主観的なテクスチャー評価をできるだけ客観化する手段として，レオロジー的性質の測定が有効である．すなわち，レオロジー的性質を組み合わせ，客観的にテクスチャーを表現することが，ある程度行われている．

　主観的に知覚されるテクスチャーを客観的に表現する手段として，一般的に用いられている客観的な特性に，テクスチャー特性がある．

　テクスチャー特性とは，実際の咀嚼動作を模した測定器（テクスチュロメータなど）で得られるテクスチャー記録曲線から算出される，硬さ・付着性・凝集性などである．

　図1に，テクスチャー記録曲線を示す．テクスチャー特性値は官能検査から得られた主観測定値

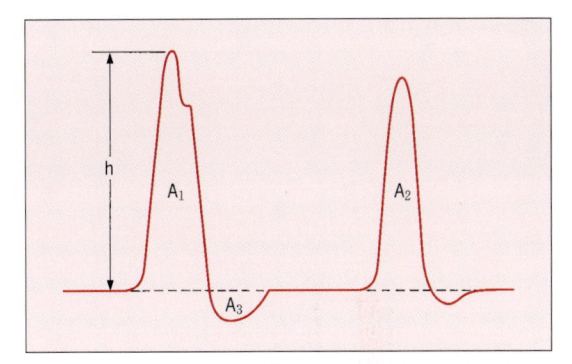

図1 テクスチャー記録曲線の模式図（硬さ H＝ h・K，付着性 A＝A_3・K，凝集性 C＝A_2/A_1，h：記録曲線の第一山目の高さ，A_1，A_2，A_3：面積，K：ロード感度）

と対応がよい．

3 嚥下や咀嚼とテクスチャーのかかわり

咀嚼が困難な人や嚥下が困難な人にとって，食物のテクスチャーとは，"咀嚼しやすい硬さかどうか"，"口の中でまとまりやすいか"，"飲み込みやすいか"などの性質といえる．すなわち，食事の際に口腔から咽頭・食道を食物が通過する過程の問題であり，食物のテクスチャーは咀嚼や嚥下とのかかわりが大きい．歯に欠損があったり，義歯であったりすると，食物の硬さは噛み砕くことができるかどうかということが問題となる．

また，"飲み込みやすさ"や"まとまりやすさ"は，食物がばらばらにならず，口の中で食塊を容易に形成することができ，するりとのどを通過することを表現する言葉であり，食物が気管に誤って入ることを防ぐ意味からも，テクスチャーに着目することが重要となる．

3─介護食の形態とテクスチャーの特徴

1 介護食の形態の特徴

特養ホーム潤生園とY病院の例を示し（**表1，2**），形態的特徴を考えてみることにする．

特養ホーム潤生園では，嚥下に障害がある人の食事を開発し，"介護食"と名づけ，形態的にもテクスチャーの面からも工夫を行っている．ま

た，リハビリ科の患者（嚥下に障害をもつ人）の食事について，Y病院では嚥下訓練食から始めて，段階的に形態やテクスチャーに工夫を行い，効果をあげている．

表1に特養ホーム潤生園の例，**表2**にY病院の例について，形態，調理名，粘稠性を発現する素材，主材料を示した．いずれの事例の食事の形態的な特徴も食事に粘稠性をもたせ，まとまりのよい形態にしているため，のどごしがよい．

均質ゾル状とは，どろどろのテクスチャーをもったもので，咽頭を通過する際にまとまって流動するため，液体が気管に流入することを防ぐ．

均質ゲル状のものは，寒天・ゼラチン・でん粉類などを用いたゼリー状のもので，80％前後の液体を含み，水分補給食としての役割も果たしている．

粘稠ゾル状は均質ゾルよりも硬く，形を保っているようにみえる食品で，粘りがあるので，唾液量の少ない患者にとっては必ずしも好ましい形態とはいえない．しかし，介護食では乳化状態の油を添加してあり，のどごしが改良されている（「介護食のつくり方のポイント」の項p.49参照）．

不均質ゲル状は，バラバラになりやすい食品をゲル化剤でまとめたもので，のどごしのよさが咽頭の通過を助けている．

また，軟らかく調理した野菜など（細胞組織）に均質ゾル状のものをかけ，のどごしのよさを補った形態のものもある．

2 介護食のテクスチャーの特徴

特養ホーム潤生園で提供している介護食（**表1**）のテクスチャー特性の測定例を示す．**図2，3**は，**表1**に示した代表的な介護食（18種類）について，実際に介護食を供卓する条件でテクスチャーを測定し，テクスチャー特性値である硬さ，付着性，凝集性を算出し，図に示したものである．

a．介護食の硬さと付着性の関係

図2は介護食の硬さと付着性の関係を示したもので，食べたときの硬さに対応する硬さと，粘り

表1 介護食の料理例（特養ホーム潤生園）

形態	料理名	粘稠性のおもな発現素材	主材料	対応する図中番号*
均質ゾル状	米ソース	米でん粉	米	⑪
	くず湯	くずでん粉	本くず粉	⑫
	ビシソワーズ	ばれいしょでん粉	じゃがいも，たまねぎ，生クリーム	⑬
均質ゲル状	救命プリンA	ゼラチン	ゼラチン，牛乳	①
	救命プリンB	寒天	寒天，牛乳	②
	栄養プリンA	ゼラチン	ゼラチン，牛乳，バイタゲン	③
	栄養プリンB	寒天	寒天，牛乳，バイタゲン	④
	栄養ムース3種	低メトキシルペクチン	各種ムースのもと，牛乳	⑤〜⑦
不均質ゲル状	ほうれんそう寄せ	寒天	ほうれんそう，寒天	⑨
	そうめん寄せ	寒天	そうめん，寒天	⑩
	にんじんゼリー	ゼラチン	にんじん，ゼラチン	⑧
	魚の煮こごり	ゼラチン	白身魚，ゼラチン	⑰
	カステラプディング	卵	カステラ，卵，牛乳	⑭
	鶏肉の蒸し物	卵，くずでん粉，小麦でん粉	鶏ささみ，卵，牛乳，くず粉，小麦粉	⑱
粘稠ゾル状	マッシュポテト	ばれいしょでん粉	じゃがいも，牛乳，マヨネーズ	⑮
不均質粘稠ゾル状	お粥	米でん粉	米	⑯
細胞組織＋ゾル状	蒸しなすのあんかけ	くずでん粉	なす，くず	未測定
	さしみの山かけ	とろろいも	白身または赤身のさしみ，やまのいも	

*図2および図3の図中の番号に対応する．

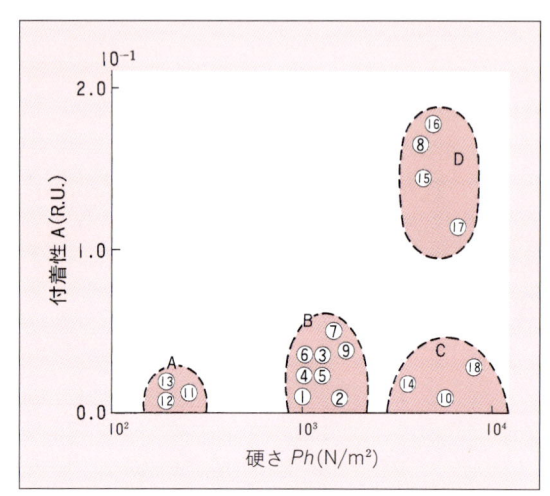

図2 "介護食"のテクスチャー特性値間の関係 "硬さ―付着性"
　図中の番号は，表1の番号に対応する料理名を示す

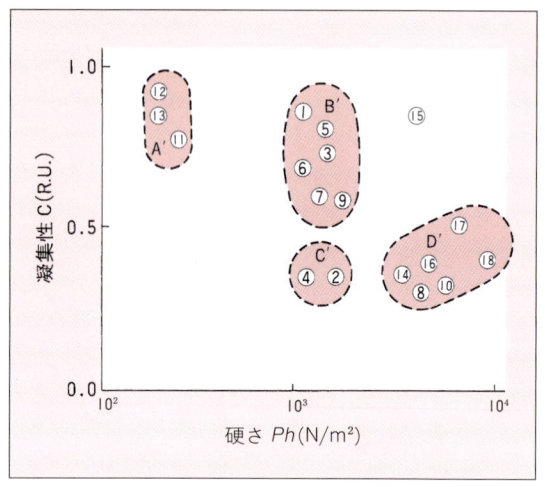

図3 "介護食"のテクスチャー特性値間の関係 "硬さ―凝集性"
　図中の番号は，表1の番号に対応する料理名を示す

表2 嚥下に障害がある人のための食事例（Y病院）

形　態	料理名	粘稠性のおもな発現素材	主材料
均質ゾル状	くず湯A くず湯B ポタージュ ヨーグルト 野菜ピューレ おもゆ	くずでん粉 ばれいしょでん粉 でん粉 牛乳 かぼちゃ 米でん粉	くず粉 かたくり粉 野菜，小麦粉，牛乳 ヨーグルト かぼちゃ 米
均質ゲル状	ミルクゼリー フルーツゼリー 茶わん蒸し（実なし） 卵豆腐（軟らかめ） 卵豆腐（硬め） ブラマンジェ ムース（テリーヌ） 白身真蒸（しんじょ） 海老真蒸	ゼラチン or 寒天 ゼラチン or 寒天 全卵 全卵 全卵 コーンスターチ 卵白 卵白 卵白	牛乳ゼラチン or 寒天 果物ジュース，ゼラチン or 寒天 卵 卵 卵 コーンスターチ，牛乳 魚のすり身，卵白，生クリーム 白身魚のすり身，卵白 えびのすり身，卵白
粘稠ゾル状	グリンピースペースト カスタードクリーム とろろいも スイートポテト マッシュポテト さしみのたたき	豆でん粉 全卵，小麦でん粉 多糖類 さつまいもでん粉 ばれいしょでん粉 魚肉たんぱく	グリンピース 卵，牛乳，小麦粉 長いも さつまいも，牛乳，バター じゃがいも，牛乳 白身のさしみ
不均質ゲル状	白身魚の煮こごり かぶら蒸し 野菜の蒸し物 田毎（たごと）蒸し	ゼラチン 卵白 全卵 全卵	白身魚，ゼラチン かぶ，卵白，かたくり粉 野菜，卵 うどん，卵
不均質ゲル＋ゾル状	鶏肉蒸し物のあんかけ	全卵，ばれいしょでん粉	鶏肉，卵，牛乳，かたくり粉
スポンジ＋ゾル状	カステラのカスタードクリーム	卵黄，コーンスターチ	カステラ，牛乳，卵黄，コーンスターチ
細胞組織＋ゾル状	さしみの山かけ 野菜のクリーム煮 野菜の軟らか煮	多糖類 小麦でん粉 でん粉	白身または赤身のさしみ，やまいも 野菜，牛乳，小麦粉 野菜，かたくり粉
ゲル＋ゾル状	三分粥 五分粥	米でん粉 米でん粉	米 米
不均質粘稠ゾル状	全粥	米でん粉	米

けに対応する付着性の関係から，介護食はつぎの4つのグループに分類されている．

A群は流動性があるソース類など，ゾル状のものであり，硬さが$10^2 \sim 10^3 \mathrm{N/m^2}$のオーダを示し，軟らかく流動性があり，付着性もほとんど認められず，なめらかでのどごしのよい形態である．特養ホーム潤生園では呼吸のリズムがとれず，食事中に限らず咳き込み，坐位をとっても上体がゆれ，姿勢の保持ができない人，痰がつまりやすい人などに供食している形態である．

B群はA群に準じるが，やや軟らかいゼリー

状のもので，型から出してもかろうじて形を保っている状態のものである．硬さは$1～3×10^3 N/m^2$程度で，付着性はA群とほとんど等しく，粘りの少ない形態である．

この形態のものは，特養ホーム潤生園では嚥下に時間がかかり，舌の動きがほとんどなく，食物をのどの奥に送れず，すすれない人，すなわち，水やお茶がむせる人，口唇で食物をとらえられない人などに供食している．

C群は硬さはややあるが付着性が少ないグループで，粘稠性を発現する物質が寒天，卵などの，粘りの少ないものが占めている．硬さは$5×10^3～1×10^4 N/m^2$であり，通常の食品の硬さ（$1×10^4 N/m^2$以上のものが多い）より軟らかくなっている．

また，特養ホーム潤生園では咀嚼ができにくい人，嚙めてもモゴモゴと下あごが動くだけで，嚙み合っていないような人に供食されるような形態である．

D群は硬さはC群と等しいが，付着性が大きいもので，粘稠性を発現する物質がゼラチン，でん粉など粘りが多いようなものである（表1参照）．

ことに，にんじんゼリーや魚の煮こごりはゼラチンでゲル化したものなので，口腔中の滞留時間が長ければゼラチンは溶解し，なめらかになり付着性が低下するような素材である（ゼラチン濃度4％程度のもの）．一方，お粥にみられる付着性は，米粒を2mm程度*までつぶすことで発現する粘りを測定している．しかし，実際に喫食する場合には，粥表面を覆っている糊化されたでん粉が米粒をまとめ，のどごしをよくする働きをしている．マッシュポテトは一般にはのどにつまりやすい形態であるが，表1の主材料にみられるようにマヨネーズを用いており，油を上手に用いて滑りをよくし，のどごしのよい形態に工夫してい

---

* この点を考慮して，現在はクリアランス（どこまで試料をつぶすかの目安量）を2mmに設定して測定を行っている．

る．

このような形態は，特養ホーム潤生園ではC群と同様な症状の対象者に供食している．

b．硬さと凝集性の関係

図3は，硬さと凝集性の関係を示したものである．硬いものほど凝集性が低く，負の相関が認められている．図2に示した硬さと付着性の関係同様，つぎの4グループに分類できる．

A'群は"硬さ―付着性"の分類のA群と同じ調理食品が属している．凝集性とは，食物の組織とかかわりが深いと考えられており，1回目の咀嚼の際の仕事量と，2回目に咀嚼するときの仕事量の比と考えられる（図1）．しかし，A'群のような流動性のあるゾル状の食物では，仕事量とする解釈は適当でないと思われる．

B'群とC'群は"硬さ―付着性"の分類のB群に属しているゼリー状のもので，凝集性が大きいため，ゾル状態に近いことを示している．通常の寒天ゼリーでは口の中で砕けやすく凝集性は小さいが，介護食に適する寒天ゼリー（C'群）は軟らかく，凝集性がやや大きく，咀嚼により口腔中でばらばらになりにくく，まとまりやすい形態であることを示している．

D'群は"硬さ―付着性"の分類のC・D群が属している．

以上のように，図2および図3を用いて，介護食をテクスチャーの面から分類すると，"硬さ―付着性"，"硬さ―凝集性"の関係から4グループに分類することができる．しかし，必ずしもテクスチャー特性値が介護食の嚥下特性を的確に表しているわけではないが，テクスチャー特性を測定することで介護食のテクスチャーの実態がほぼ把握されたのではないかと考えられる．

4―介護食のテクスチャーを変化させる要因

1 種類（素材の品質）

ゲル化剤である寒天は角寒天，粉寒天など，品質によって，できあがりの硬さ（テクスチャー）

が異なる．また，ゼラチンも製法により溶解温度が異なるので，使用の際に注意が必要である．

　また，寒天は製造方法の工夫により，テクスチャーが異なる製品も登場している（「テクスチャーを改良する素材とその使い方」，p.70参照）．

2 濃　度

　材料配合どおりに分量を量っても，できあがり量が異なれば濃度が変化する．最終できあがり量をチェックすることにより，濃度を的確に把握してほしい．

3 温　度

　病院給食も供卓時の温度について気をつかうようになり，適温給食を心がけている病院が増えている．食べ物の温度はおいしさのみでなく，テクスチャーに影響を与える要因である．経験的に，トロミのついた汁やお粥は冷めると粘度が高くなるということはよく知られている．供卓する際には，温度とテクスチャーとのかかわりをしっかりと認識してほしい．

10 介護食のつくり方のポイント

　嚥下に障害をもつ人の食事づくりには注意しなければならないポイントがある．

　障害の程度によって，食物に要求されるテクスチャーは異なるが，基本的には，軟らかく，まとまりのある状態の食物がよいので，以下のような調理上の工夫を試みてほしい．

<調理上の工夫>
1）時間をかけて軟らかく調理する
2）ゼラチン，寒天などを使ってゼリー状にする
3）ゼラチンや寒天で軟らかい寄せものにする
4）汁ものはでん粉類などでトロミをつける
5）くずあんやクリームをかける
6）卵を使った軟らかい蒸し物にする
7）やまのいもなどつるりとしたものをかけたり，あえたりする
8）油を使ってのどごしのよい状態にする

1 時間をかけて軟らかく調理する

　健常な人にとっての"軟らかく煮た野菜"と，咀嚼や嚥下機能が低下した人の"軟らかく煮た野菜"には認識の点で大きな違いがある．

　健常者にとっては，野菜はある程度硬さがあったほうがおいしいし，みた目も色鮮やかである．時間をかけて煮込んだ野菜料理は，くたくたになり，みた目からもおいしそうにみえない場合が多い．しかし，義歯になったり，飲み込みが困難になったりすると，舌でつぶせるくらいの軟らかいテクスチャーをもった食物が好ましくなる．

a．煮　る

　この調理操作は軟らかくする場合にもっとも手軽な方法である．とろ火で長時間かけて煮込むと，バラ肉など牛肉の硬い肉でもとろけるくらいに軟らかくなる．

　牛肉の硬い部位（結合組織の多い部分）は，長時間煮ると，結合組織にあるコラーゲンがゼラチン化し，軟らかくなる．しかし，繊維状の肉たんぱく質をまとめる働きをしている結合組織が軟らかくなると，逆に肉の繊維がほぐれやすくなるので，ばらばらになりやすい．ばらばらになった肉は口の中に残ったり，誤嚥したりする危険性があるので，むしろゼラチンを補って，煮こごりのようにまとめる工夫を行う〔調理上の工夫3）参照〕こともよい．

　野菜なども，煮汁をたっぷり使って煮込むと繊維まで軟らかくなる．ただし，長時間かけて煮込むので，うま味成分や水溶性の微量栄養素が煮汁中に溶け出しているので，でん粉などで煮汁にトロミをつけて〔調理上の工夫4）参照〕，最後にあんかけ風にするとよい．

b．蒸　す

　この調理法は素材のエキス分が逃げにくいので，活用したい方法である．ただし，長時間かければ汁が溶出してくるので，浸出液をでん粉類を使ってトロミをつけ，あんかけ風にするとよい．

c．圧力鍋の利用

　圧力鍋は通常の調理法に比べ，調理時間が約1/3に短縮されるので利用したい方法である．

d．冷凍庫の活用

　にんじんやじゃがいもをさっとゆでて，冷凍庫に保存したあと解凍したものは，歯ごたえがなく

軟らかいテクスチャーとなっている．大量に野菜類が手に入ったときなど，加熱調理後，必要量に小分けして，冷蔵庫で予備冷却をした後，冷凍するとよい．

たとえば，市販の冷凍かぼちゃは加熱後冷凍した製品なので，繊維が軟らかくなっているためくずれやすく，通常の煮物には向かないが，ポタージュやつぶして利用する料理法には適した素材といえる．

> 〈好ましい硬さの目安〉
> 崩れやすいので箸でつかみにくい
> スプーンの裏で軽く押しただけでつぶれる

2 ゼラチン，寒天などを使ってゼリー状にする

ジュースや汁ものは軟らかいゼリー状にすると，むせずにつるりと食べられる．

ゲル化剤はゼリーにしたときの性状がそれぞれで異なるので，使う目的や喫食者の状態で種類を使い分けるとよい．

a．寒　天

濃度が高くなると硬く，くだけやすい状態になるので，軟らかいゼリーとする必要がある．型から出すことを目的につくると硬いものができる．そこで器に入れたままで食べることができるようにつくるとよい．器から出した場合に自重（そのものの重み）で崩れてしまったり，崩れる寸前くらいの軟らかさが寒天ゼリーの好ましいテクスチャーといえる．また，寒天ゼリーにピューレ状の野菜類を入れて固めた寄せものは，軟らかく，しかもくずれやすいゼリーとなるので活用するとよい．寒天は冷蔵庫内でも室温に長く放置したままでも，硬さが変化しにくいことが特徴であるから，この特徴を生かすように使用するとよい．

最近では，80℃くらいで溶ける寒天が開発されているので，つくりやすさの点から，このような寒天を利用することもよい．さらに，ゼラチンのようなテクスチャーをもつ寒天も開発されているので，新しい製品に関心をよせて，利用すること

を考えるとよい（「テクスチャーを改良する素材とその使い方」の項 p.69 参照）．

調理例：牛乳ゼリー，果汁ゼリー，ほうれんそう寄せ

b．ゼラチン

低濃度の場合，口の中ですべて溶けてしまうと飲み込みの点からは好ましくないので，ゼラチンを用いる場合にはやや硬めにすると，ゼリー状のまま口腔中から咽頭・食道を通過することができる．

寒天ゼリーに比べてゼラチンゼリーは弾力性があり，たわみやすい性状をもっているが，寒天よりも壊れにくい性質がある．また，ゼラチンの場合，低濃度では融解しやすいので，時間がたってから摂取したりする場合にはやや高濃度に調製すると，多少ではあるが，融解温度が高めになりゼリーが崩れにくくなる（2％程度：ただし，調製してからの時間で硬さが異なるので注意のこと）．さらに，喫食時間が長くかかるような人に与える場合には，濃度を高める（2〜3％）ことで，全体の品温が上昇しても，口腔中でゼリーの表面だけが融け，滑りやすい状態のゼリーになる．

> 〈ゼラチンの濃度〉
> ある病院では，1.6％程度のゼラチン濃度が嚥下食として好ましいとしているが，ゼラチンの品質によっても好ましい濃度は多少異なる．十分に介護のいきとどいた状態と在宅などの場合では，使用するゼラチン濃度は変える必要があろう．

調理例：フルーツゼリー，ミルクゼリー

c．でん粉類

低濃度でゼリーをつくると，でん粉ゼリーでも，のどごしのよい状態がつくれる．くずでん粉やコーンスターチは，できあがり量で7〜8％濃度にすると，弾力はあるが軟らかいゼリーになる．ただし，器から出すというよりも，器の中に入れたままで，ソースをかけてのどごしをよくし

て供卓するとよい．

でん粉は冷蔵庫に入れておくとでん粉が老化して（水分が多い状態で低温にすると老化が速い），ごりごりの状態になるので，室温に放置したほうがよい．ただし，砂糖量が多い場合にはでん粉の老化の速度が遅くなる．

調理例：ブラマンジェのカスタードソースかけ

3 ゼラチンや寒天で軟らかい寄せものにする

魚のように繊維の多いものや，そうめんのようにバラバラになるようなものでも，周囲をゼリー状のもので覆うとなめらかにまとまる．前述のように，中に入れる素材により用いるゲル化剤を選択するほうがよい．

調理例：魚の煮こごり（ゼラチン），そうめんの寒天寄せなど

4 汁ものはでん粉類などでトロミをつける

水のようにさらさらした液体はむせやすいので，粘度をつけると飲み込みやすくなるし，むせにくくなる．さらっとした液体は飲み込みの過程でばらばらになりやすいためむせの原因になるが，液体にでん粉類を用いてトロミ（粘度）をつけると，液体が流下する際にまとまって流れるので，気管に流入することをある程度防ぐことができる．

a．でん粉の種類

でん粉は糊液にした場合，べたつきやすいものや，さらっとしたものなど，種類により同じ粘度であっても性状が異なる．かたくり粉（ばれいしょでん粉）は加熱しすぎる（80℃以上で加熱を続ける）と糸を引く性質（曳糸性）がでる場合がある．べたつきが大きいと口腔中や咽頭部に張りつきやすいし，曳糸性がみられるとさらりとしている液体でも糸を引くため液体が途切れず，誤嚥しやすい状態になる．さらりとして，しかもまとまりやすい程度の粘度をもつことが大切であり，透明感がでたら加熱を終了するとよい．

また，かたくり粉よりくず粉（くずでん粉）のほうが好ましいテクスチャーを得られるが，くず粉の場合は糊化温度が高いので，加熱温度をより高温（98℃以上）にする必要がある．

b．増粘剤

市販されている増粘剤は化工（加工）でん粉が主成分のため，低温で溶けるので，粘度を高める素材として利用しやすい．しかし粘度が時間とともに変化するし，製品によっては糸を引く性質もでてくるので，使い方に工夫が必要である．

> 〈粘度の目安〉
> スプーンで一匙すくい，皿にたらしてみて広がりや，たれ具合を観察する．既知の食品を基準にするとよい．たとえば：液体ヨーグルト，カスタードクリームなど

調理例：くず湯，ポタージュなど

5 くずあんやクリームをかける

水分の少ないぱさぱさしたものでも，くずあんや軟らかいカスタードクリームをかけると水分を吸収し，内部はしっとりとした状態になるし，表面はつるりと滑りやすい状態になる．また，べたつきやすいものでも，表面に滑りやすいソース類をかけると表面が覆われるのでのどしがよくなる．

調理例：鶏肉の蒸しもののあんかけ，カステラのカスタードクリームかけ（ぱさぱさの状態をしっとりとさせ，しかも表面がつるりとした状態となる）

6 卵を使って軟らかい蒸しものにする

3）と同様，ばらばらになりやすいものも，希釈卵液をつなぎにすると飲み込みやすくなる．ただし，中に入れるものは，細かくなったものや軟らかいもののほうがよい．

嚥下障害の程度や咀嚼機能の低下状態により，中に入れる素材に工夫が必要である．嚥下障害がそれほどみられず咀嚼機能が低下している場合であれば，中に入れるものは細かくして卵寄せ風にすればよい．しかし，嚥下障害がある場合には，細かくするとばらばらになりやすいので，必ずしも好ましくない（飲み込む過程でのどに張りついたり，誤嚥する）．

10. 介護食のつくり方のポイント

<卵と希釈液の割合と硬さ>

卵1：だし汁（塩味）1〜1.5
　　　器から出せるしっかりした硬さ
卵1：だし汁（塩味）2〜2.5
　　　水分の多い具の場合には軟らかめ
卵1：だし汁（塩味）3〜3.5
　　　茶わん蒸し：器から出さない場合には
　　　この程度の硬さがよい
卵1：牛乳（甘味）2〜2.5
　　　カスタードプディング：やや粘りのあ
　　　るゼリーで，型から出せる．だし汁の
　　　場合よりもやや硬め
卵1：牛乳（甘味）3〜4
　　　茶碗蒸しのような感じ

卵を使った料理の場合には，強火で蒸すとすがたつので，中火にして蒸し器の内部温度を85〜90℃に保つようにすることが大切である．

調理例：茶碗蒸し，真蒸（しんじょ）（魚などのすり身を卵白で固めたはんぺんのようなもの），田毎（たごと）蒸し（うどんを卵でとじた蒸しもの）など

7 やまのいもなど，つるりとしたものをかけたり，あえたりする

5）と同様，表面を滑りよくするもので覆う工夫が必要である．さしみをたたいて軟らかくしたものに，やまのいものすりおろしたものをかけたり，あえたりすると，さしみをまとめる効果もあるし，のどごしもよくなる．

調理例：さしみの山かけ

8 油を使ってのどごしのよい状態にする

油を加えるとつるつると滑りがよくなるので，上手に調理に用いる工夫が必要である．

じゃがいもやさつまいもの裏ごしは，もっとものどにつかえやすいものであるが，油やマヨネーズ（油が約75％含まれている），バター（油が約80％）などのような乳化された状態の油脂を加えると，のどごしがよくなる．

調理例：マッシュポテト，スイートポテトなど

11 嚥下障害の対応事例

病院の場合

症例1　I.N., 75歳, 女性

既往歴：1982（昭和57）年に小脳出血を起こしたことがあるが，とくに後遺症なくふつうに生活ができていた．

現病歴：1990（平成2）年5月14日，夫は妻である患者が朝食をこぼしながら食べているのに気づいた．しばらく様子をみていたが，いつもと違うため市内の総合病院を受診した．軽い左片麻痺を指摘され，脳梗塞として入院，保存的に治療された．2週間ほどで歩行が可能になり，病棟内での生活もほぼ自立したが，食事が食べられないのと，言っていることが聞き取れないために，2カ月後当科に紹介され，入院治療することにした．

初診時所見：軽い左片麻痺と高度の構音障害を認めた．歩行をはじめとして，ほとんどの指示には従うことができ，軽い知的低下があると思われたが，痴呆ではないと考えた．挺舌は不十分で，無力性嗄声と鼻漏出のために声が聞き取りにくかった．咽頭反射はむしろ亢進していた．流涎は多量にみられた．

検査所見：検査としてはMRIおよび嚥下造影検査を行った．

MRI所見を図1に示す．右前頭葉から側頭葉にかけて大きな梗塞巣があるが，両側基底核にも多発性の梗塞がみられ，両側の大脳半球に多発性の病巣がみられた．典型的な仮性球麻痺症状を呈

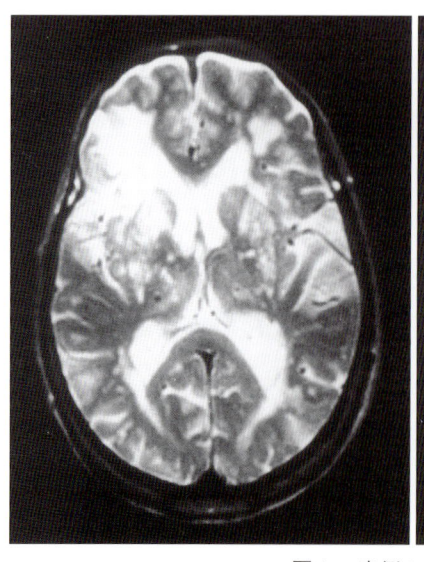

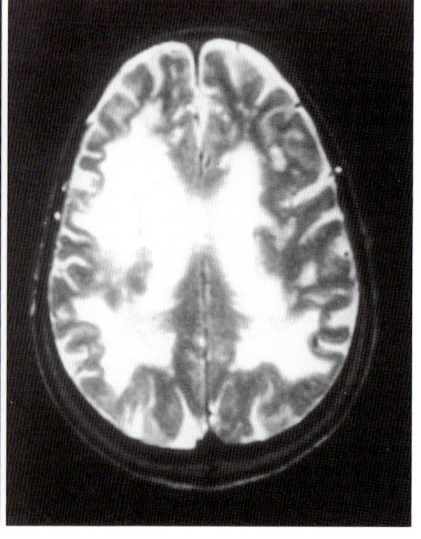

図1　症例1のMRI所見

してよい症例と思われた．

はたして嚥下造影検査を行うと，口腔期での食物の扱いがまったく下手であった．つまり，口の中に入れてあげたものをいつまでも口の中にとどめており，再三促すにもかかわらず，どうしても飲み込めなかった．しかし，ときに咽頭のほうへ食物が流れると，その分だけはきれいな嚥下反射運動によってまったく問題なく食道へ送り込んでいた．

訓練：これらの所見をもとに，ST（言語聴覚士）の協力も得て嚥下および発語訓練を開始した．まず口腔期の運動を改善させるために，舌および顔面筋の運動を行わせ，"かかか"，"ななな"，"ぱぱぱ"などの発声練習を繰り返し行わせるよう看護婦にも指導した．また，頸部のアイスマッサージを朝昼夕の1日3回それぞれ10分ずつ行うようにした．患者はこれを教えられ，アイスクリッカーを用意すれば，自分でマッサージを行うことができた．水分補給と口腔内の感覚刺激のために，氷のかけらも患者のリクエストがあるときにはなめてもらった．これらによって流涎はそうとう減少した．発語も少しずつ明瞭になった．

摂食指導としては，姿勢を水平から30°の臥位とし，口の奥のほうに冷たいヨーグルトをおいてあげるという形で開始した．ヨーグルトは好きらしく，この訓練場面では1個全部食べられるところまでいった．しかし，そのための所要時間は20分とかなり長く，介助の負担が大きかった．

このように訓練は開始したが，患者の現実の栄養および水分の確保のためには，やはり経鼻胃チューブを使わざるをえなかった．また，このチューブを各食事時間ごとに入れ替えるのはそうとうの労力であり，患者の苦痛も考慮して，基本的には留置とした．しかし，留置されているチューブが逆に訓練の邪魔になったことも否定できない．

以上のアプローチによって流涎は改善し，姿勢を工夫し，時間をかければ口から食べられることが確認され，発語もやや聞き取りやすくなった．しかし，現実的な栄養管理はチューブに頼らざる

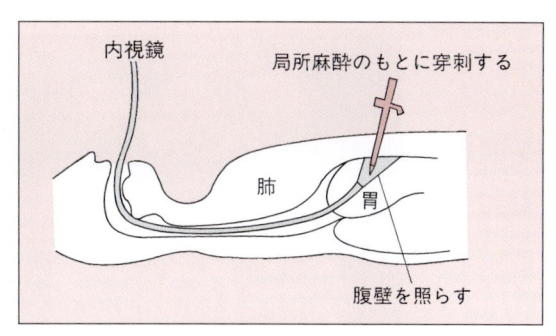

図2 内視鏡による胃瘻の造設

をえなかった．この状態で患者の栄養状態は維持でき，患者もある程度の精神的な落ち着きを取り戻しつつあった．

ところが，いざ退院という話をもちだすと，自宅では管理できないと家族に言われてしまったため，結局は他院に転院することになった．このために，管理しやすくて問題の少ない胃瘻を造設することになった．

胃瘻の造設に関し，最近は図2のような内視鏡による方法が普及してきており，この患者にもこれを施行した．この方法は局所麻酔ですみ，手術室ではなく内視鏡室で行えるため，患者の負担が少なく，今後広く行われるようになる方法であると考えている．

胃瘻造設後2年半目であるが，患者は健在である．

症例2　I.M., 55歳，男性

既往歴：20年来の高血圧があったが，あまりきちんと管理されていなかった．2年ほど前から糖尿病を指摘されていたが，これも管理が不十分であった．そのうえ，家業がたいへん忙しく，十分な休養がとれていなかった．

現病歴：1992（平成4）年6月4日夜，入浴後気分不快で発症した．呂律（ろれつ）がまわらなくなり，右上下肢に力が入らなくなったとのことであった．ただちに市内の総合病院に運ばれて入院となった．MRIでの検査の結果，橋の梗塞と診断され，保存的に治療された．約1カ月後，嚥

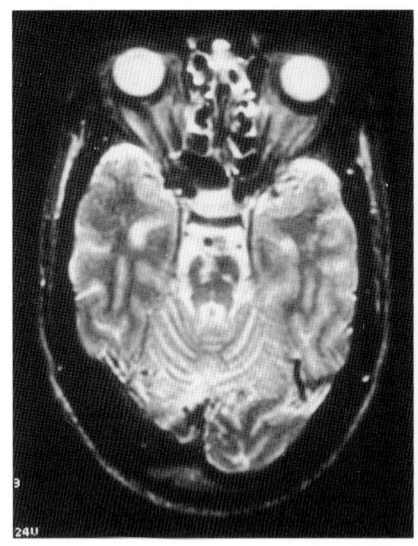

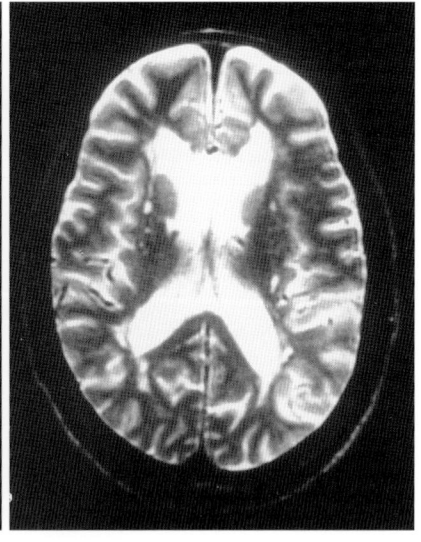

図3 症例2のMRI所見

下障害の問題も含めてリハビリテーションを考えてほしいとして，当院に紹介され，入院治療することにした．

初診時所見：転院時，経鼻胃チューブが留置されており，左口角がだらりと垂れていて流涎がみられた．言葉は，理解にはまったく支障がなかったが，本人が言っていることはたいへんわかりにくかった．右片麻痺は重症ではなく，手を引いてあげれば歩けた．しかし，右上肢は補助手レベルで，更衣には介助が必要であった．

検査所見：MRI検査では，図3に示すように，橋下部左および橋上部右にT2延長領域があり，橋での脳幹部梗塞が確認された．また，大脳の基底核にも多発性に小梗塞がみられた．

嚥下造影検査では，口腔期にはほとんど問題がなかったが，咽頭期では問題なしではなかった．つまり，ゼリーでは誤嚥が少なかったが，水分では貯留と誤嚥がみられた．しかし，誤嚥が起こったときの咳き込みはたいへん力強く，嚥下訓練が安心して行えると考えた．

訓練：まず，STにて口唇を閉じる訓練から開始した．言葉をしゃべるときも，ものを食べるときも，口唇を左手で押さえて口を閉じると大きな改善がみられたからである．また，しゃべるときにはなるべく下顎を大きく動かして話すようにと指導した．流涎対策としては，頸部のアイスマッサージを行った．

嚥下そのものの訓練に関しては，口腔ネラトン法を用いた（ネラトン法というが，小児ではネラトンでよいが，成人では長さが足りない）．これは栄養注入用チューブを鼻から入れずに口から入れ，うどんかそうめんを飲み込む要領で食道に入れる方法である．この方法は，経鼻胃チューブによる栄養補給から経口摂取に切り替えていこうとするときの方法として，最近有用性が報告されているものである．

これによって，嚥下障害のときとかく不足しがちな水分を補給することができ，かつチューブの飲み込みを1日に3回繰り返すことにより，飲み込む練習にもなる．しかも，はじめは比較的太いチューブを用いても，だんだん咽頭反射が強くなるにしたがって細いチューブを用いなければならなくなり，そうなればチューブそのものも必要なくなるわけである．チューブの先端は最初は胃まで到達させるが，慣れてくれば食道入口部よりやや下でもよい．こうすれば食道の蠕動運動のトレ

ーニングにもなる．

この患者ではこの方法を採用し，約3週間でチューブを飲み込むことに抵抗が強くなって中止した．

この間の実際の栄養補給は当院での"嚥下食"のメニューに従って，しだいにレベルアップしていった．経過中，とくに熱発もなく，順調に経口摂取が可能になっていった．同時に体力もつき，言葉をしゃべるときの口の押さえ方の要領もよくなって，わかりやすくなった．入院時，かなりひどかった感情失禁もだいぶコントロールがついて，自宅に退院した．

自宅では仕事はできていないが，毎日屋外散歩を欠かさずにがんばっている．

特養老人ホームの場合

人口の高齢化とともに，80歳代はおろか90歳を超えた超高齢で，しかも寝たきりなどほとんど運動量のない高齢者の介護問題が深刻化している．

なかでも，このような老人に対する食生活のあり方や介助の方法がわからず悩むケースがしだいに増加している．しかし，超高齢な人々や寝たきり老人などについての栄養所要量や代謝などはいまだほとんど明らかではない．

著しく老化の進行した高齢者はほとんどすべての生理的機能が減退し，毎日の体調を安定的に維持するだけでも容易ではない．したがって，食生活の面でも一般の経験や知識の範囲では不十分なことはいうまでもない．しかも食事の果たす役割は，ほかのいかなるケアにも勝る重要な意味をもつので，なんらかのガイドラインを見出すことが必要になる．

食事には，一日一日のいのちを支えるという重い意味があり，その善し悪しや適不適がそのまま生死を左右するといっても過言ではない．

1―高齢者と嚥下障害

高齢な痴呆老人や寝たきり老人，とくに脳卒中後遺症で運動障害や失行のある人のなかには，食欲はあるのにむせて食事がとれない人や，また，牛乳やみそ汁はおろか水さえむせて飲めないという"嚥下障害"に苦しむ人々が目立ってきた．

嚥下運動は人間にとってきわめて大切な機能であるにもかかわらず，一般の認識はほとんどない．また，本来ならば咽頭から食道へ送られる飲食物が，誤って気道に入るという"誤嚥"の危険性なども，ほとんど理解されていない．

高齢者の介護で注意を要することは少なくないが，なかでも死因で高い比率を占める肺炎のなかには，誤嚥に起因するものが相当数あるのではないかと思われる．

したがって，高齢者のターミナルケアでは，肺炎の予防とともに誤嚥を予防する食事ケアが重要となる．

2―嚥下障害の事例

嚥下運動は人間の生存を支える基礎的な機能であるため，本来は容易に障害を受けないはずのものである．したがって，逆説的にいえば，嚥下障害が起きたら生存に支障が起きた，と考えてもよいであろう．

われわれの経験した事例では，アルツハイマー型老年痴呆の女性の場合，徘徊など活発な異常行動がやんだあと寝たきり状態になり，とくに両手の拘縮が起きたころから嚥下障害が始まった．この人の場合には，口に飲食物が入っても咀嚼や舌の随意運動ができず，また飲食物が口腔から咽頭へ送られないので反射運動も起きないため，口に飲食物を含んだまま飲むことも吐きだすこともできず，いつまでも同じ状態が続き対応に困った例がある．

また，90歳を過ぎた老衰の著しい人のなかには，唾液の分泌が乏しくて潤滑な食塊がつくれな

いために咽頭につまらせる人，また嚥下機構そのものが調節不良を起こしたり，運動不全のため咽頭と食道の間がスムーズに開閉しない人，あるいは蠕動運動が弱いため飲食物が咽頭内にたまってしまう例など，多くの病態を経験している．

これらはそれぞれ特異な例であるが，脳卒中後遺症で運動麻痺のある人では，飲食物が鼻腔や気管へ流れ込み，むせて経口的な摂取が困難になる例が数多くある．その大部分は，嚥下反射運動が麻痺によって調節不良を起こし，飲食物が鼻腔や気道に誤って入ったことによるものと考えられる．

3 ― われわれの研究 ―― 嚥下障害への対応

嚥下困難になれば，一般には福祉施設でのケアは限界であり，これらの老人たちは病院に移送され医学的管理を受ける．病院では老人たちの病いが重く，重篤な人がほとんどであるため，持続点滴や鼻経管栄養などが一般に行われる．しかし，老人に与える苦痛が大きく，痴呆性老人などでは処置することさえ困難である．また，経口的な食事はさらに困難となり，家族とのコミュニケーションもとりにくくなる．

このようなことから，ターミナルケアを必要とする高齢者に対して，われわれのとった処置が間違っていたのではないか，もっとなすべきことがあったのではなかったかなど，介護の工夫への反省とともに，われわれの心に重い傷を残すことがしばしばあった．

そこでわれわれは，
(1) 当園の利用者80名について，食事をふつうにできない人がどのくらいいるか．
(2) どういう体位をとらせたらむせずに食事介助ができるか．
(3) 嚥下障害があっても食べられる食品はどのようなものなのか．
について研究を重ねてきた．

その結果，痴呆のない人と痴呆のある人では摂食障害に著しい相違があり，痴呆のある人の場合には高率で摂食障害があった．また，痴呆のない人の大部分が脳卒中後遺症で，片麻痺のある人が手の運動機能障害により摂食が上手にできないことを除けば，他の障害はほとんどみられなかった．たとえば，食べる運動機能に障害のある人は，咀嚼異常12名，くちびるの異常8名，舌の異常3名，嚥下障害3名であるが，いずれも痴呆のある人についてみられるなど，痴呆と摂食障害には強い相関関係があることが認められた．

第2の嚥下障害と体位については，われわれが自分で試みてもわかるように，
(1) 首をそらし顎を突き出した形では嚥下はむずかしい．
(2) 寝たままで上向きの姿勢はもっとも誤嚥のおそれがある．
(3) 嚥下しやすい姿勢とは起坐位で，軽く顎をひいたぐらいがよい．
(4) 食事は体位が安定し，食べやすい姿勢を保持できるように配慮することが大切である．
などのことが理解できた．

第3の，嚥下障害があっても食べられる食品の研究は，第1，第2の成果を踏まえて導き出されたものである．
(1) 口腔から咽頭部の通過に差し支えない滑らかさとソフトさがあって，むせずに摂取できるものであること．
(2) 十分な栄養と水分が同時に摂取できる飲食物で，みた目にも食欲がわき，また美味であること．
などの要件を満たすものである．

4 ― "救命食" の開発

1983年，特養老人ホーム「潤生園」の時田純園長は，以下のようなことから"救命食"そして"介護食"というものを開発した．

昔から"つばものどに通らないほどの重態"という言葉があるように，人間にとってもっとも飲み込みやすいものは唾液であることから思いついたのが，"煮こごり"であった．煮こごりは，魚の皮や骨に含まれるコラーゲンが煮ることにより

変性してゼラチンとなり，煮汁が冷えて軟らかく固まったものである．熱が加わると溶ける性質があるので，スプーンなどで扱いやすく，のどの奥に入れてあげると溶けてスルッと通過できる．つまり，"水に唾液のような粘りをつけ，煮こごりのようにゼリー状にすれば口の中で自然に溶け，むせずに飲むことができるのではないだろうか"と考えた．

水やお茶などをゼリー状にするためにゼラチンを加え，咽頭部の通過に差し支えない滑らかさとソフトさがあるように調理工夫した．その結果，それまではとても無理と思われた水やお茶などがむせずに経口摂取できることを発見し，これらのオリジナル食品を"救命食"と名づけた．嚥下障害のために脱水症状を引き起こしていた人をよい状態へ導くことができるようにした．

この"救命食"がとれるようになると，水やお茶だけでなく，野菜スープや果汁などのプリン状のものも摂取可能になった．さらに，肉や魚，野菜，果物などを軟らかく調理し，裏ごしにかけ，そのスープや煮汁に戻し，嚥下しやすい滑らかさとソフトさに調理することで，"救命食"のレパートリーが豊富になり，栄養面でも充足されるようになった．

そこでこれらを総称して"介護食"と名づけた．

5－"介護食"の一症例

これまでは，高齢者が嚥下障害になると食事ケアの限界と思われていたが，介護食の工夫で危篤状態から免れた人も数多い．この介護食は数日でも摂取できれば，また嚥下運動が回復し，ふたたびかゆ食に戻ったなど，ふつうでは考えられない例をわれわれは経験している．

症例 Mさん，73歳，女性
身長142 cm，体重34 kg

1983年4月：ガス栓を閉め忘れることがあるので独り暮らしは危険という理由から入所．日常生活は声かけが必要であるが，なんとか自分でできた．ただし，物忘れが多く，一人で放心状態でいることが多い．

そして，摂食量が少なくなるにつれ活気もなくなり，本来は几帳面な人であったが，自分の部屋や食べたことなども忘れるようになる．

1984年5月：食事を前にして食べるという行為がとれない．食事を口元へもっていくと食べる．また，入浴や着脱も自分ではできなくなる．

1985年3月：トイレで急に倒れた後，寝たきりとなる．食べ物を飲み込むのがゆっくりで，とくに水やお茶などは口に含ませたまま飲み込まない．そこで，飲み物をプリン状にしたところ飲み込むことができ，固形物はミキサーにかけて寄せものにすると食べることができた．

介護食の工夫で摂食量が増えるに従いリクライニングシートで起坐がとれるようになる．そして，嚥下機能も回復し"すりおろし食"，"刻み食"なども食べられるようになる．

倒れてからちょうど1ヵ月経過した日には，車いすに座り，一口大の"軟食"を，自分で少しずつスプーンで食べるまでに回復し，食べ物の力を改めて知ることができた．しかし体重は増加せず，30 kgになった．

1986年1月：うつ状態となり，介助をしても口を固く結び，食事を拒否する．なんとか吸い飲みが口に入ったので"とろみ食"にしたが，口に含んだまま飲み込もうとしない．食べる意欲を引き出そうと好物のすしやさしみ，カステラ，ようかんなども試みた．体調がよいときはこれらを少量食べることができた．今日の一口は明日の二口と信じて，食事介助にあたった．

うつ状態になってから5ヵ月後，口を結ぶ力は弱まり，吸い飲みを口唇で受け，舌をふるわせながら，一口ずつ時間をかけて"とろみ食"を飲むようになる．このときから栄養補助食品を利用し，1日1,200 kcal摂取できるように努めた．また，排便の形状や量などは，これまでと変化はなく，良好である．

不思議なことに，食べられなくなってから，この間，体重は減少することなく30～31 kgを維持

した．無表情で受け身の生き方であるが，声かけに対して"よくわかっている"という表情を返し，人の動きを目で追ったりした．

1986年12月：ふたたび口を固く結び食事を拒否する．そこで，これまでの経験を生かし，他動的に口を開けさせる工夫をする．

たとえば，アイスクリームをスプーンにとり，口唇を刺激したところ，口をゆるめた．つぎにアイスクリームを口の中へ含ませると，2〜3秒後に飲み込むことができた．そこで，閉口力がゆるんだときに吸い飲みを口の中へ入れると，"とろみ食"をむせずに飲む．

1987年1月：アイスクリームや吸い飲みの"とろみ食"も口の中に含んだまま飲み込まなくなる．そこで，レモンで口唇を刺激してみたところ，口を開けレモン汁をむせずに飲むことができた．

1987年2月：レモン汁を口に含ませても飲み込まなくなる．そこで，甘く冷たいプリンや水ようかんなどで口唇を刺激したところ，口に含ませてゆっくりむせずに食べることができた．また，閉口力が弱くなったときに吸い飲みを入れると，"とろみ食"を飲むことができた．さらに，食物をミキサーにかけて寄せた"介護食"も食べることができた．

"介護食"が食べられるようになってから，名前を呼ぶと目を開けて「ハイ」と返事をするようになり，体重は1kg弱増加した．

しかし，同年9月ごろから，大きな口を開け"介護食"をふつうに食べているにもかかわらず，体重減少がみられるようになる．家族の面会には涙を流して応えている．

1988年3月：手掌などに拘縮が強くみられるようになる．動きはほとんどないが，呼びかけに対して目を合わせることができた．また，拒否することなく"介護食"を全介助で食べた．

1990年2月：足首自然骨折．ギプス効果なし．抗生剤などのためか食欲減退．食事は拒否しないが途中から眠ってしまい，このとき700〜900kcalとるのがやっとであった．

1991年4月：体重24kg．その後食欲がでて，翌月には27kgに増加したが，8月の暑さのためか，ふたたび口を固く結び，食事を拒否する．水分補給に工夫をこらし，口当たりのよい果汁やシャーベット，アイスクリームなどで対応する．

1992年1月：全身に硬直がみられるようになる．吸い飲みで"とろみ食"以外は飲み込めなくなる．

1992年6月：体重は17.6kg．

1992年7月：7月に入り，衰弱著明で無表情であったが，"とろみ食"を拒否することなく飲み，7月8日老衰のため死亡した．83歳である．

その後当園では，嚥下などの障害の程度に合わせて"介護食"を調整できるようになった．これは，Mさんが食べられなくなったことがきっかけとなり，最後まで天寿を全うできるように食事ケアの工夫を重ねつづけた結果の賜物である．

"食は命なり"の言葉どおり，人は食べられなくなったらおわりであるとわれわれは信じていた．しかし，Mさんは食べられなくなってからの7年間を，自分の生命力で生き抜いたのである．Mさんは，嚥下機能などの障害は病による一つの症状で，生命のおわりではないと，無動無言状態でわれわれに示したかったのではないだろうか．

「人は人として存在するだけで尊い」とは，潤生園の運営理念である．

12 在宅患者の食事ケアのポイント

　1994年10月1日の社会保険診療報酬改定に伴い，在宅患者訪問栄養食事指導料が新設された．

　在宅患者の栄養指導料が新設される以前は，栄養士が高齢者や障害をもった患者の自宅に直接出向き，生活の実態や問題点を知る機会はきわめて限られていた．そのために，栄養士が在宅患者の栄養指導や支援活動に取り組む場合，具体的にどのようにアプローチすればよいのか未知の分野であったが，最近では栄養士の取り組みも多くなり，在宅患者の事例も多く報告されるようになってきた．そこで，在宅患者のおかれている状況や問題点を整理し，その対策を考えてみる．

　在宅患者には栄養状態が不良の場合が多くみられるが，慢性疾患の患者のように一般的な栄養食事指導が必ずしも通用しない場合や，学習能力が非常に低下していることが多く，さらに一般食品の経口摂取が困難な場合も少なくない．たとえば，食事をしやすい体位がとれない，箸などの食事器具が使えない，食欲がない，味覚がわからない，咀嚼，嚥下がうまくできない，意識障害があったり手が不自由で食べ散らかす，後始末ができない，などに対応する必要がある．

　また，患者の食物摂取能力や消化吸収能力の低下により，食事療法のみでは栄養量の充足ができない場合は，経腸栄養法か静脈栄養法などの強制栄養法が必要となる．栄養士は，経腸栄養剤などの栄養成分を知り，患者の状態に合ったものを選択し，医師とともにアドバイスすることが必要となる．

　また，一人きりになりがちな患者にとって，家族と食事ができる喜びは計り知れないものがある．しかし，身体的障害により家族が食事をする場所に行けない場合，食事環境がどうなっているか，便器やバケツ，前回の食べ残しがないかなどを注意して，食事を楽しく食べるために，ふさわしい食事環境を演出することが大切である．

　厚生省（現厚生労働省）は1993年に高齢者の病院や施設の患者，入所者および在宅の展開も含み，高齢者ケアにおける，「高齢者ケアプラン策定指針」を発表した．このなかの栄養状態ケアガイドラインでは，7項目があげられており（表1），口腔関連の項目としてa．咀嚼問題，b．嚥下問題，c．口腔が痛む，などがチェック項目となっており，栄養補給に関する問題が中心になっている．高齢者の食事ケアについては，いかに安全な栄養補給法を選択し，栄養補給させる工夫をするかが重要になっている．

　また2006年度の介護保険改正では，新たなる介護予防対策が導入された．介護予防は，高齢者が要介護状態に陥り，状態が悪化しないように生活支援していくことを目的としている．寝たきりになる原因は閉じこもり，転倒骨折，気道感染が多いといわれている．その予防対策として，①運動器の機能の向上，②栄養改善，③口腔機能の向上が介護予防サービスメニューとしてケアプランに取り入れられることになった．

1─寝たきりで食べるところへ行けない場合は

　食事をする環境は，それを行うに適した空間をもった場所が必要であり，その条件としてつぎのことがあげられる．

　(1) 衛生的であること．
　(2) 食べるのに都合のよい体位が確保できるス

表1　栄養状態のケアガイドライン

1. 口腔問題	a. 咀嚼問題	a □
	b. 嚥下問題	b □
	c. 口腔が痛む	c □
	d. 上記に該当なし	d □
2. 身長・体重	a. 身長（cm）	cm
	b. 体重（kg）	kg
3. 体重減少	過去30日間で5％以上減少　　0．なし　　1．あり	□
4. 体重増加	過去30日間で2kg以上増加　　0．なし　　1．あり	□
5. 栄養問題	a. 多くの食べ物の味について文句を言う	a □
	b. 水分の不足，脱水症状	b □
	c. 過去3日間与えられた水分をほとんどまたは全部摂取しない	c □
	d. 空腹を常に訴える	d □
	e. 食べ物の25％以上を残すことが多い	e □
	f. 上記に該当なし	f □
6. 栄養方法	a. 非経口的・経静脈	a □
	b. 経管栄養	b □
	c. ミキサー食（粥，きざみ食を含む）	c □
	d. シリンジを使った経口栄養	d □
	e. 治療食	e □
	f. 食間の特別補食	f □
	g. 通常の食事摂取を助ける特別の食器，プレートガード等	g □
	h. 上記に該当なし	h □
7. 口腔内状態および病気予防	a. 残渣（容易に動かせる物質）が就寝前に口腔に存在する	a □
	b. 入れ歯または取り外しができるブリッジがある	b □
	c. 自分の歯が一部または全部がなく，入れ歯もないかまたは使用せず	c □
	d. 歯が折れている，ゆるい，虫歯である	d □
	e. 歯ぐき（歯肉）の炎症，腫脹，出血，口腔の膿瘍，発疹	e □
	f. 歯または入れ歯を毎日みがく	f □
	g. 上記に該当なし	g □

□ 該当する番号を1つ選ぶ，又は実数値を記入
▣ 該当するものをすべてチェック

（厚生省老人保健福祉局，保健課，福祉計画課監修：高齢者ケアプラン策定指針，p.94 より）

ペースがあること．
(3) 障害による身体的制約に対応できる器具，食器がそろっていること．
(4) 落ち着いた雰囲気があり，家族や仲間と楽しくいっしょに食べられる場所があること．

寝たきりや歩行の困難な老人，あるいは，全身の衰弱が強度である場合には，ベッド上で食事を済ましてしまう傾向があり，こうした老人に対しては，いかに食事する場所に移動させるかが問題になる．

寝たきりになる条件としては，身体的障害により移動ができない場合もあるが，動けるのに本人が起きようとしないケースや，介助する人がめんどうがって起こさないケースなどがあり，動かさなければ本当に寝たきりになって一人で寝室で食べることが習慣化してしまうことになる．援助すれば起き上がることができる場合は，介助者は車いすを使ってでも，食べる場所に移動させ，運動

量を高める必要がある．食事は1日の生活のなかで習慣的に身体を動かすことのできるよい機会であり，家庭での生活空間を広げるきっかけにもなる．また，食事を通じて一家団らんの場所に参加すれば，楽しいコミュニケーションもでき，食欲もでてくる．どうしても寝たきりで動くことができない場合は，衛生的な食事環境の確保，とくに臭気や騒音を排除し，おいしく食べるための照明や採光にも配慮し，BGMなど，喫食者の好む環境づくりを行うことが必要である．

2―食事をする体位がとれない場合は

強度の衰弱や，両側あるいは半身麻痺があると，身体を起こすことが困難になる場合が多くなる．食事をする場所にどうしても移動できない場合は，ベッドや布団で起坐位で食事をとることになる．ギャッジベッドなら30°，60°，90°の体位が確保できる．この体位で食事をすれば，食事を目で見ながら食べられるばかりでなく，安全な気道の確保ができ，咀嚼や嚥下も容易で，食物摂取もスムーズになる．

食卓で食事がとれる場合は，食卓が高すぎて顔が食卓の上にのりかかるようなことがないか，あるいは，低すぎて前かがみになりすぎないかなどを調べて，テーブルやいすの高さを調整するか，お尻の下に座布団などを入れて調整する．

自立坐位が不可能な場合には，上体を起こし，背もたれを用いて背中との間に座布団などを挟んで，脊柱を伸ばした姿勢にするとよい．このときは，膝の下に柔らかい枕などを入れると姿勢が安定する．坐位では，身体が横に倒れないように，患側に枕や布団などを置き，麻痺していない健側を下にすると安定する．また，食事の途中で，身体が横に倒れていないか，首がすわっているかなど姿勢の確認をする必要もあり，半身麻痺がある場合には，介助者は健側に位置して介護すると安定した体位の確保となり，喫食者に安心感をもたせることができる．

坐位の姿勢がとれない場合は，仰臥位（上向き）では食事をとることがむずかしいので，側臥位（横向き）にし，側臥位にする場合には咀嚼機能のより高い健側を下にする．また半身麻痺がある場合にも，麻痺していない健側を下にして側臥位にするとよい．

側臥位では，頭の位置が低すぎると，気道が開いてむせやすくなり，逆に高すぎると顎を引く姿勢になりやすいため，口の動きが制約され，口の動きが不自由になる．口から胃まで不自然に曲がらずに，口がスムーズに動きやすい安楽な体位を保つことが基本となる．

3―手で食事器具がつかめず，口に運べない場合は

身体的に不自由を感じたり，麻痺などにより，食器や箸などの器具が十分使えない場合でも，さまざまに用意された食事自助具を使って，上手に自力で食事をすることができるよう積極的に取り組むことが必要である．そのためには，喫食者に合った自助具を選択し，また合うように工夫することが大切になる．

自助具には，コップや皿が固定できる吸盤，スベリ止めが付いているもの，フォークやスプーンの手の部分が喫食者の手に合わせて整形できるものなどがある．介助者は安易に食べ物を口元まで運んで食べさせるのではなく，基本的には，少々手間がかかっても自力で食べる努力をさせることが重要である．安易な介助は，自立を損なうばかりでなく，身体機能の加齢による低下を促進することにもなる．しかし，自力摂取を勧めるあまり，喫食者が肉体的に疲れ，途中で摂取困難になることがないように，一定の援助をしながら十分な注意が必要である．

4―食欲がない場合は

食欲の低下を訴える老人は少なくない．その原因としては，肝臓病などの慢性疾患による治療薬や抗癌薬，歯の衰え，義歯の不適合，消化器系の機能低下，運動不足，間食のとりすぎ，精神的ストレス，味覚の低下などが考えられる．また，視

力障害や意識障害でも食事が見えないなどの不安により食欲が低下したりもする．

人間の食欲中枢は，間脳の視床下部に存在し，血液成分や大脳からの影響を強く受けるために，たいへん複雑でデリケートなものになっており，とくに老人はその傾向が強いといわれている．食欲低下の原因が存在している場合は，このことを解決することから始めることが重要である．

食欲がでるようにするためには，第1に本人の希望を聞き入れたメニューや調理法にしたりすることから始めることも大切である．また，コミュニケーションをとることも，食欲を増大させるのには効果的な方法である．対話のなかで，「これを食べないとからだに悪い」とか，「栄養のバランスが壊れる」など無理に食べさせようとしないで，食事が食べやすい条件をつくることが必要である．冷たい料理は冷たいうちに，温かい料理は冷めないうちに食べるようにしたり，汁物は，熱すぎないかどうか温度には十分注意し，60℃を超えない温度にする．刻み食の場合でも副食とお粥を混ぜないで，それぞれ別々に味わえるようにすることが原則である．

5－歯が悪くて咀嚼や嚥下がうまくできない場合は

義歯の不適合，外傷，あるいは口腔内の炎症などで，咀嚼が十分に行われない場合がある．このようなときには軟らかく，のどごしのよい，噛まなくても飲み込みやすい，白身魚の煮こごり，卵料理，豆腐，いも料理などの食事とする．痛みがある場合には，肉などの硬いものや，温度の熱い汁もの，あるいは冷たいものは避けるようにする．

咀嚼に障害がある場合には，食べにくく，食塊になりにくい，かまぼこ，にんじん，きゅうり，たけのこ，ごぼうなどの刻んだものや，海藻，のりなどの口腔内に付着しやすいもの，肉などの硬いものは注意する．また，酸っぱいものや辛いものは，むせることが多いので使用を控え，障害の程度に応じて対応することが必要である．一般的には，流動食，ミキサー食，粥食，軟菜食となる．しかし，栄養状態の悪い場合には，粉ミルク，経腸栄養剤などを使用するのもよい．

脳卒中などで意識障害のある場合や，食道癌などで手術を行い，反回神経に麻痺がある場合などでは，誤嚥を起こすことが考えられるために経口摂取は慎重に行わなければならない．誤嚥があるかどうかを確認するためX線検査を行うことが，嚥下の状態を確認し，誤嚥を防ぐより安全で確実な方法であるが，家庭ではできないために，医師の指示に従って食事を進める．体幹角度を守ること，安全な食事形態，量などを検討することが大切である．

通常の食事に移行するための訓練食がある．訓練食に適した食品として，つぎのものがあげられる．

(1) プリン，有糖ヨーグルトのような物性が均一で凝集性があり，ペースト状態のもの．
(2) 硬さが少なく，凝集性があり，粘性が小さいもの．
(3) 温度は冷たいものがよく，生温かいものは好ましくない．
(4) 香りがあり，味のはっきりした食品．
(5) 軽量のものより，重量感のある食品がよい．

以上の条件を満たす食品がよく，料理としては，プリン，カスタード，有糖ヨーグルト，フルーツコンポート，野菜裏ごしなどが適し，ジュースは増粘剤（トロメリン，トロミアップ）によりまとめて利用するとよい．

6－誤嚥が心配なときの食べさせ方

普通食への移行のための訓練食を食べる姿勢は，一般的には坐位姿勢が，気道の確保ができ，嚥下反応がスムーズになり，安全である．訓練食を始める前に喫食者によく食事内容について見せて説明し，匂いをかいでもらうことも重要になる．食べたいという意識を起こさせる必要があり，また訓練食をつくるときに，好みの食品があれば聞き出しておくとよい．

食べさせ方として，口を開いたならば小さなスプーンで食品を5～6g程度のせ，口の位置より下方から舌の中央から前の窪んだ位置にしっかり置く．スプーンを口より上から運ぶと，下顎が上がり，頸部の伸展により喉頭が挙上しづらくなり，嚥下反応ができにくくなるので注意する．食物は自力で口唇でとるように指示し，スプーンで舌を圧迫することは，口唇を閉じさせると同時に食物をとりやすくなり，また舌の挙上の助けにもなる．脳卒中など片麻痺がある場合は，食物を置く舌の位置が変わってくる．できるだけ舌の力の強い健側を下側にして置くと食べやすくなる．しかし，嚙む習慣により異なる場合もあり，事前によく確認しておく必要がある．

7─水分補給の目安

成人は1日約2,000～2,500mlの水分を摂取している．その水分の1,000～1,200mlは，食物中の水分としての摂取であり，飲水としては，1,000ml程度となっている．

高齢者（70歳）は，若年者に比べて臓器や細胞が約2/3くらい減少していると概算され，身体を構成している70％は水からなるので，体内水分量も減少するため水分摂取も少なくなって当然であるが，食物摂取量の減少により水分補給が少なくなるうえに，嚥下困難などになると飲水としての水分補給が困難になるために，脱水状態に陥りやすくなる．高齢者では，実際に脱水状態に陥っていても，渇中枢の機能が低下しているために，口渇を訴えない場合が多くみられ，また，手足が不自由なために自力で飲水できない場合や，夜間排尿が頻繁であるため，排尿に伴う介護者への気遣いなどから，意識的に飲水を制限して，脱水状態になることも多い．夕食後の飲水は控えても，食事中や食間など意識的に時間を決めて少量ずつ頻繁に水分を与えることが必要である．

水分補給の目安としては，食事からの水分摂取量は，摂取エネルギーの1,000kcalで600ml程度であり，1日尿量を下回らない水分補給が必要である．飲水としてはコップ3～4杯以上が目安

となり，補給源としては，水，お茶，白湯，牛乳，果汁が一般的である．エネルギーの低いスポーツ飲料の利用もよい方法である．

また，嚥下困難な人に対しては水分補給は危険を伴うので，アイスクリーム，シャーベット，ヨーグルト，寒天およびゼラチンゼリーを利用し，ジュースやスープ，汁の多い煮物などは，かたくり粉やトロメリン，トロミアップなどの市販の増粘剤を使用して，とろみをつけて摂取させて，水分補給をする必要がある．

8─誤嚥した場合の対策

安全な食物摂取が望ましいが，誤嚥した場合，吸引装置があればすぐに吸引する．しかし，ほとんどの場合在宅医療を行っていないため，吸引装置が家庭にはないことが多く，迅速にその場で対応することが重要である．意識があれば強い咳をさせて吐き出させ，咳をしてもだめな場合は，うつ伏せ，横向きにし，または上体を前かがみにして，背中を強く数回たたく，場合によっては指で食塊をかき出すなどの処置が必要になる．

処置後は，安静にして，興奮を鎮めるように心がけ，誤嚥の可能性がある場合は医師に連絡し指示を受けることが必要である．

9─口腔を清潔に保つことの意義

1 3つの専門的口腔ケア

口腔ケアは歯磨きやうがいなど口のなかの洗浄維持が目的であり，なかでも，①口腔疾患および呼吸器感染の予防を目的としたケア，②口腔機能の維持・回復を目的としてケア，③健康の維持・回復や介護の負担の軽減を目的としたケア，の3つが「専門的口腔ケア」と定義される．

口腔内は常に37℃前後に保たれ，微生物にとっても栄養になる食べ物が豊富にあるため，口腔ケアを怠ると虫歯や歯周病など口の中の病気ばかりでなく，さまざまな病気を引き起こすことになる．

口腔内細菌による感染症として誤嚥性肺炎がある．これは，誤嚥により細菌が肺に付着し，肺炎

を起こすものである．

不顕性誤嚥とは，嚥下反射と咳反射の低下している嚥下障害者や高齢者が起こしやすく，気道の防衛反射の感覚が低下していると気づかない誤嚥である．そのことにより肺炎を起こす危険性がある．

2 チェックポイント

- □ 口臭はないか
- □ 入れ歯は適合しているか（奥歯があることで食べ物をしっかりと噛み，前歯があることでしっかり発語できる．入れ歯のトラブルは歯科医師の協力を得る）
- □ 歯はぐらついていないか（歯がぐらついているとよく噛めない）
- □ 歯垢はついていないか
- □ 食物残渣が溜まっていないか
- □ 口内炎はできていないか
- □ 歯茎は腫れていないか
- □ 舌苔が蓄積してないか

3 観察ポイント

- 歯：自分の歯の有無，虫歯の有無，入れ歯の使用の有無，歯垢の量，食物残渣の有無と量，つめものや治療後の歯のまわり，歯と歯肉の境目，根だけになっている歯，歯が抜けた状態，汚れ，噛みあわせ，色などをチェックする．
- 口唇：かさつき，色の変化，潰瘍，びらんなどをチェックする．
- 粘膜：発疹，白い斑点，潰瘍，びらんなど，歯肉と頬の間の食物残渣，唾液の症状と量をチェックする．
- 口臭：口臭の有無と口臭の強さをチェックする．口臭の原因としては，口腔内だけでなく，鼻腔内，呼吸器官，消化器官なども考えられる．

13 食事ケアの方法

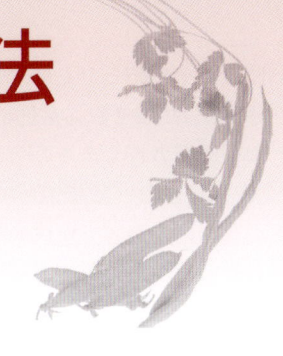

1―高齢者に起きる食生活障害

人の食生活は、いうまでもなく、食物の摂取から咀嚼、嚥下、消化、吸収および排泄までの一連の過程である。この生体活動の全体が順調に営まれることによって、栄養や水分を摂取し、免疫力を高めて病気を予防したり、生体調節機能を刺激して生命を維持している。したがって、この一連の過程のどこかに障害が起きれば食生活に支障が生じ、栄養や水分をとることも、体調を整えることもむずかしくなる。

摂取：食物を摂取するためには、姿勢を整えて、箸やスプーンなどの道具を使い、食物を口まで運ぶ動作が必要である。しかし、老化が進むにつれて、筋力が低下したり平衡感覚が鈍くなり、そのために体位を一定の状態に保つことがむずかしくなる。また、手のふるえやしびれ、拘縮・変形などによって、食事の動作が上手にできなくなる。あるいは、口唇や口腔・舌などに麻痺が現れ、口を開けられなくなったり、吸うとかすることができなくなる。その他、視力が低下したり視野が狭くなって、食物が見えにくくなる例もある。

咀嚼：老化とともに歯が欠けてなくなったり、せっかく入れた義歯の具合がわるくてよく噛めないとか、唾液の分泌が減少して咀嚼の不十分さが目立つようになる。

嚥下：食物や水分を胃まで送るためには一定の大きさにまとめた食塊をゴクっと飲み込まなければならないが、口腔から咽頭、食道を経て食物を運ぶ一連の働きのどこかに障害が起きると誤嚥し、咳き込んでたいへん苦しむことになる。

誤嚥も、軽いうちは咳が出る程度ですむが、重度の誤嚥の場合には、介護者が慎重な配慮に欠けると、飲食物が気道に入り、窒息や嚥下性肺炎を起こして死を招くことも少なくない。

消化・吸収：胃酸の分泌が減少したり、酸度が低下し、また、消化管の萎縮性変化が起きるなどによって消化・吸収機能が全般的に低下し、消化不良が起き、便秘したり下痢しがちになる。

排泄：腸管の緊張が低下したり、腸蠕動の減弱などによって、十分な排泄ができなくなる。

このように、食生活は摂取から排泄までの一貫した活動であり、どの機能に障害が起きても健康に支障が生じ、ひいては順調な生体活動を望めなくなる。したがって、これらの生理学的な現象はたんなる部分観でとらえられず、総合的な視点で問題をとらえなければならない。

2―食べる機能障害はどのくらいあるか

高齢者の摂食、咀嚼および嚥下にかかわる"食べる機能障害"は、寝たきり老人らにどのくらいの比率で出現するものであろうか。もちろん、原因が多岐にわたること、老人の疾病や難易度など状態がまちまちであることなどから、一般的な統計になりえないことはいうまでもない。

末期ケアの比率が高い潤生園で、高齢者特有の疾患と食べる機能障害との関連性を調査した結果を以下に示す。

この調査は、1978年5月1日から1988年4月30日までの10年間に、当園で生活された老人206名について、入園時の診断書に記載された原疾患別（おもな病名による）分類と食べる機能障

害との関連性を考察したものである．

　平均年齢が82歳を数え必然的に動脈硬化の避けられない高齢者群であることから，全体として72名（35％）に食べる機能障害がみられた．なかでも，きわめて強固で疾病や障害によっても容易に崩れないはずの嚥下反射機構が，老化や痴呆によって障害を受けることを数字的に立証した．

　とくに，この食べる機能の障害が出現する疾患は，脳血管性痴呆において47名のうち26名（55％）に，またアルツハイマー型痴呆においては55名中27名（49％）と，きわめて高い比率を示していることは注目に値するのではないだろうか．とりわけ脳血管性痴呆の場合には，咽頭，喉頭および口蓋の麻痺による反射運動の障害によって嚥下時にむせる誤嚥の例が多いこと，またアルツハイマー型痴呆においては，食べる機能障害のほか感覚機能障害および精神機能障害が複合し，食事の摂取がいっそう困難になることを強調したい．

3─嚥下は嗜好や食欲にも深くかかわっている

　要介護老人のための食事は，これまで一般に粥食や刻み食，あるいはミキサー食などいろいろ工夫されてきたが，基本は咀嚼機能の程度に応じて調理されているといってよいであろう．しかし，咀嚼しても嚥下ができなければ意味がないのであり，嚥下に配慮した調理が必要なのである．また，一般に要介護老人のための食事は見た目にも食欲をそそられるとか，食べておいしいとはお世辞にもいえないものがほとんどのようである．まずいものや味気ない食品，あるいは同じようなものを毎回出されたのでは，食欲不振になるのももっともなことであろう．

　反対に，ターミナルケアで粥もすすれない人が好物のうなぎに食欲を示したり，むせて飲めなかったりつかえたりする人がにぎりずしを飲み込む例などは，ふつうでは考えられないであろう．その意味で，嚥下は嗜好や食欲とも深くかかわっているように思われる．

　したがって，要介護老人のための食事は，栄養計算も大事ではあるが，まず食べてもらえることが先決であり，その人の嗜好に合った食品の工夫こそ大切である．

4─食物形態は嚥下に大きく影響する

　食べる機能に障害があると，われわれのように口唇で食物をとらえ，歯で噛み砕き，舌で集めて食塊にして咽頭に送り込み，飲み込むという一連の動作ができなくなる．したがって，飲食物も通常の形態では摂取しえなくなる．

　当園で研究した飲食物の形態は，①噛まなくてよいこと，②口腔内でバラバラにならずまとまっていること，③表面がなめらかで適度の粘りがあり，咽頭部を刺激しないこと，などの条件を満たすことが必要であることがわかった．

　当園では，これらの条件を満たすように調理した食事に"介護食"という名前をつけ，すべての人の経口摂取を成功させている．

5─嚥下障害を知ること

　その人の嚥下機能を知るためには，ビデオレントゲンで評価したり，内視鏡で見るのが正確で，いちばんよい方法だといわれている．

　しかし，特養ホームでは技術的にも困難であり，まして，重度痴呆性老人などでは実施さえむずかしい検査であり，ケアの現場に即した評価方法を考えなければならなかった．

　そこで，口から食べるという一連の運動機能を，これまでの経験や勘にとらわれないで，科学的に分析する方法を考案し，どの部分にどんな障害があるのかについて，より正確に評価できるように全職員で研究した．また，どのような食事ケアをすれば食べられるのかについても研究した．

1 口唇の動きをみる

　ふつう，口唇は食物を口中に入れるときに開き，食物をとらえてから飲み込むまでは閉じている．また，閉じていないと飲み込めないものである．

　口の開閉は，喉頭蓋と種々の筋肉で連結し，嚥

下反射とも深くかかわっているといわれているので，口唇については注意深く観察する必要がある．また，"むせ・咳き込み"などの誤嚥症状がなくても食事介助には細心の注意が必要であり，つぎのような場合は，嚥下障害があると判断してよい．

(1) 口が常時開いている．
(2) 口の開閉が遅い．またはできない．
(3) 口を必要以上に大きく開ける．または開け方が小さい．
(4) 口唇を刺激しても反応がない．または固く閉じている．
(5) ストローで飲めない．
(6) 口唇でコップを受けられない．
(7) めん類がすすれない．
(8) 口唇の上または下，あるいは上下に麻痺があり，機能が十分使えない．

2 歯の状態と咀嚼機能をみる

咀嚼は歯の状態で左右されるので，歯の残存数およびその部位，義歯の適不適，咬合状態，治療の可能性などをみなければならない．

食物を飲み込みやすいようにかみ砕けるかどうかは，下顎の上下運動を支える筋肉によっても左右される．また，頰の収縮や緊張状態などもみる必要がある．

さらに，食物を実際に咀嚼しているかどうかについてみる．つぎのような場合には，嚥下反射に結びつく咀嚼機能に障害があると思われるので，誤嚥しやすいといえる．

(1) モゴモゴと嚙む行為らしいものはあるが，ほとんど嚙めていない．
(2) 食物を口に入れてもまったく嚙まない．または嚙まずにすぐ丸のみする．
(3) スプーンなどを嚙んだまま離さない．
(4) 嚙みながら咳き込むことが多い．

咀嚼機能は食物およびその硬さや大きさによっても異なるので，何を食べたときにむせや咳き込みがみられたかについても評価する．

これらの結果は，食材料の調理方法や食物形態を決定するうえで参考になるので，看護婦やケアワーカーなどとの情報交換が必要である．

3 舌の動きをみる

舌の働きは，食塊にした食物を，のどの奥へ運ぶ不随意運動と，舌を意識的に前後，左右あるいは上顎につける，回す，口の外へ出すなどの随意運動がある．

ふつう食物を飲み込むときの舌の位置は，舌のほとんどが上顎につき，舌尖は歯の内で前上歯茎についている．このとき，口唇は閉じ，上下の歯は嚙み合っている．

しかし，麻痺や失行などがあると，嚥下反射に移行するとき，舌が嚥下しやすい位置をとれないので誤嚥の危険性が大きいといえる．したがって，舌の入念な観察や検査が必要になる．

そこで，つぎの観察を行う．

(1) 舌が口の外へ常時出ているか，または出ていることがあるかをみる．
(2) 舌が口から出たり入ったりする不随意運動が常時みられるか，またはみられるときがあるか．その場合には舌の動きの方向や速さをみる．
(3) 舌に動きがないか，またはほとんど動きがないか．ふるえがみられるかなどもみる．

また，これらの状態が食事中やそれ以外にもみられるかどうかについても観察する．ときどきみられる場合には，それがどのような状況のときにみられるのかについても調査する．

食事中にこのような舌の運動障害がみられる場合には，

(1) 舌の上にのせた食物が口中の片方に寄りやすい．
(2) 口の中へ入った食物を舌で押し出し，のどの奥に運びにくい．
(3) 食物を舌の上にのせても口中に含んだままなかなか飲み込まない．

などの行為がみられ，食べられないことが多い．

そこで，舌の運動機能に障害があっても，調理や味付け，食べさせ方などを工夫すれば食べられるようになるので，舌の感覚機能や筋力などについて，つぎのような検査をしておくとよい．

まず，スプーンの背などで舌を押さえて刺激し，その反応の有無や強弱，速さなどについてみる．とくに舌尖や舌の両側の反応について検査する．さらに，舌を刺激した後に嚥下反射があるかどうかについても確認しておく．

これらの検査は，刺激の強弱や舌のどの部分を刺激したかによって違うので注意したい．また，この検査は，食べさせ方において，舌のどの部分に，また，ひと口の量をどのくらいにすれば飲み込みやすいかを決める目安となる．

しかし，実際の食事介助では，これらの検査結果と異なる例も少なくない．それは，食物の形態や味，嗜好，意欲などに影響されているのではないかと思われる．

われわれの調査では，つぎのような結果が得られた．

(1) 舌の運動や感覚機能に障害があっても，嚥下しやすい食物形態は，バラバラにならず，適度の粘りがあって，表面が滑らかなプリン状のものがもっともよかった．

(2) 舌は酸味，甘味，低温などの刺激に対して比較的よく反応し，嚥下反射を引き起こすきっかけになることが多かった．たとえば，レモン汁，ねり梅，ヨーグルト，水ようかん，プリン，アイスクリーム，シャーベットなどがよかった．

(3) 好きな食物は比較的食べることができた．すし，赤飯，うなぎなどがよかった．

(4) 果物のすりおろしや果汁など，われわれがのどに痛みがあるときに利用する食品も嚥下しやすかった．メロン，すいか，もも，ぶどうなどが好まれた．その他，スポーツ飲料や乳酸菌飲料，甘味のついた番茶などもよかった．

これらの調査結果から理解できることは，嚥下などに障害がみられる人の食品は，とくに，のどごしがソフトで心地よい味の食品と思われる．また，高齢者に限らず，癌末期患者などにもみられる嗜好食品と共通するところがある．

4 のど仏の動きをみる

口唇や顎，舌などの動きは，鏡に写して見ることができる．また，これら一連の動きは意識的に止めることもできる．しかし，飲み込むところは見ることも途中で止めることもできない．そこで，嚥下反射の有無については，のど仏の挙上でみる．のど仏の挙上が認めにくい場合には，軽くのど仏のあたりを触れてみるとよい．

われわれの食事ケアの善し悪しはここで決まる．われわれは，誤嚥させずに安全に食物を胃まで運べるようにケアしなければならない．また，むせや咳き込みのない誤嚥もあるので，誤嚥しやすいかどうか慎重にみきわめる必要がある．

つぎのような場合に誤嚥の危険性が高いと判断してよい．

(1) むせや咳き込みが頻繁にある．
(2) 誤嚥を防ぐ行為の咳き込みがない．また，食事以外やかぜなどでも咳をすることがない．
(3) 嚥下した後に続けて何度か嚥下している．
(4) 嚥下したときに苦痛の表情をみせる．
(5) 嚥下した食物が鼻から出ることがある．
(6) 嘔吐する．あるいは，嘔吐物はないが嘔吐反射がある．
(7) のどの奥または気管支あたりで，ガラガラ，ヒューヒュー，ゴボゴボなどの音がする．
(8) 過去において誤嚥性肺炎になったことがある．
(9) 嚥下と呼吸が同時に行われることがある．
(10) のどの奥に唾液がたまりやすい．

食は生命を支えるものであるが，嚥下障害者にとっては，食が生命を奪うことにもなるということを，われわれは肝に銘じなければならない．したがって，その場合には経口摂取をあきらめることも大切なケアである．

14 介護食の栄養学的検討

1―栄養学的検討の必要性

　嚥下障害のある高齢者に対して，食物形態，食べさせ方，体位を工夫することにより，誤嚥を防ぎ，安全を確保した食事が可能になる例が多い．介護食は，そのために開発された食事であるが，食物形態を調整した介護食によって口からおいしく食事ができたとしても栄養量が不足し，栄養状態を維持できない場合は重大な問題となる．そのためには介護食の栄養学的な検討が必要となる．

　そこで，特養ホーム潤生園で行った痴呆性高齢者25例の調査のうち，介護食による経口摂取のみで栄養管理を行い，4年間（5回調査）追跡しえた3事例の身体状況（身体計測，血液生化学検査），生活活動状況（生活時間調査）および栄養素等摂取状況（食物摂取状況調査）から栄養学的

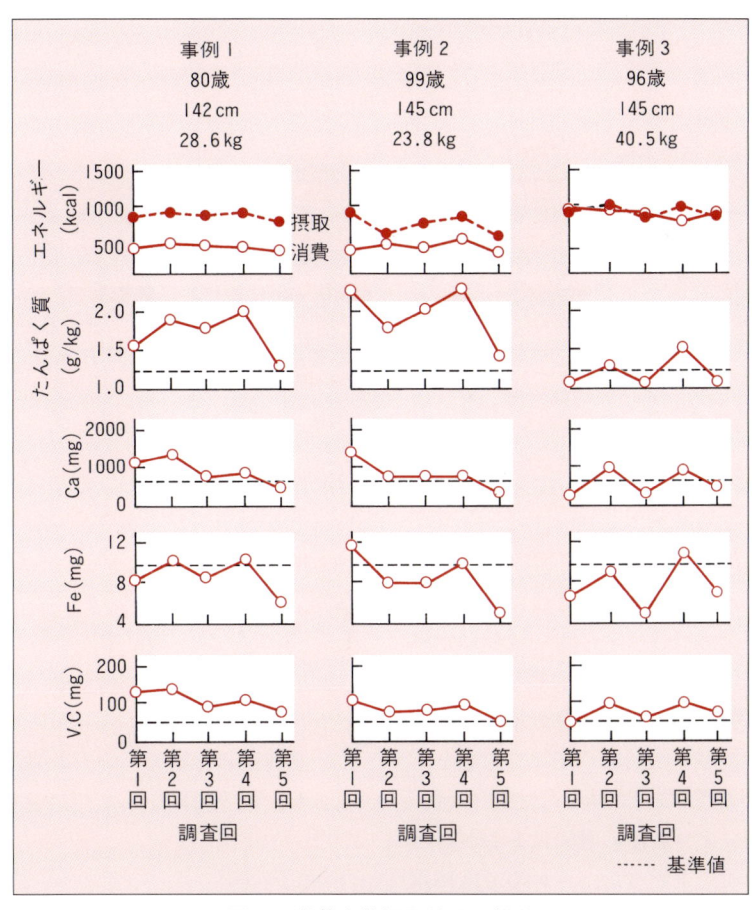

図1　栄養素等摂取状況の推移

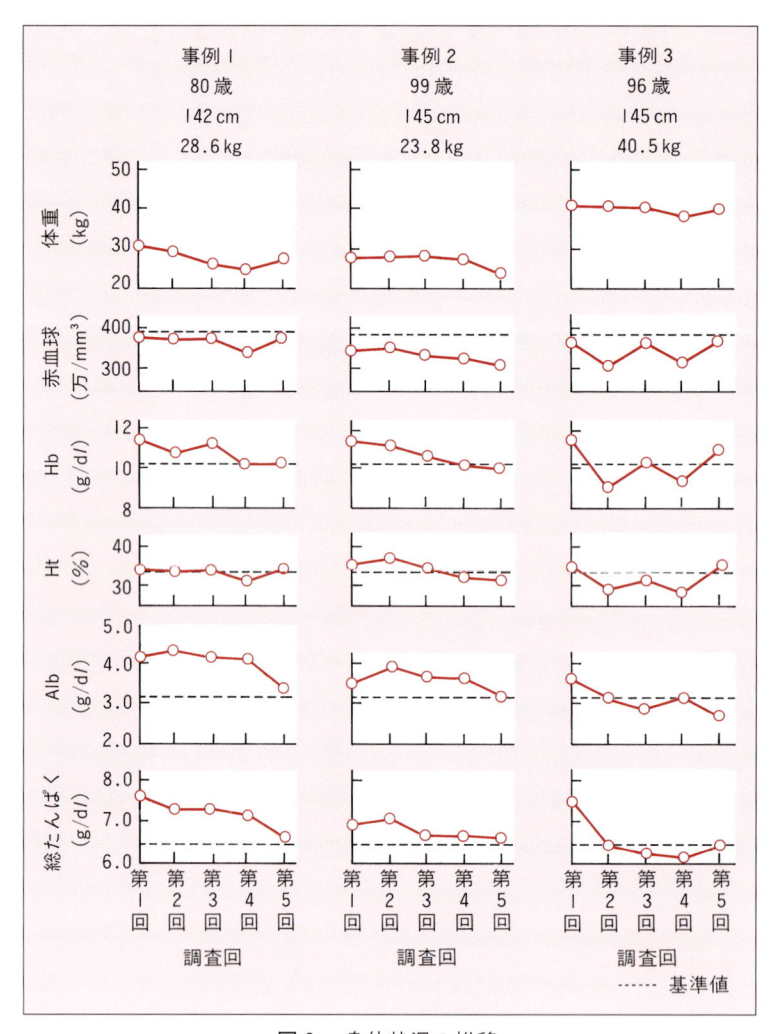

図2 身体状況の推移

2—栄養素等摂取状況の推移（図1）

　図でみるように，3事例ともほぼ寝たきりで，低体重，低活動のため消費エネルギーは低い水準であったが，摂取エネルギーは低水準ながら調査の初回から5回までをとおし，消費エネルギーをほぼ上回り，エネルギー出納は"正"であると考えられた．たんぱく質，ミネラル，ビタミンは，3事例とも調査回により数値の増減はあるが，ほぼ同じ傾向で基準値を上回った．きわめて低体重の事例であることから，カルシウム，鉄の摂取量は必要量を上回るものと考えられる．なお，介護食にはビタミンやミネラルを強化した栄養補助食品も使用している．

3—身体状況の推移（図2）

　図でみるように，血液性状（赤血球，ヘモグロビン，ヘマトクリット，アルブミン，総たんぱく）や体重の推移のパターンは事例によりやや異なるが，低下傾向を示しつつも基準値近くを維持した．

4―検討結果から

　以上のことから，介護食による経口摂取のみでも，かなり長期にわたり栄養状態を維持しえたと考えられる．特養ホームにおける平均入居期間は4.6年という報告に比べると，この3事例の入居から死亡に至る年数は10～11年余であり，死亡年齢も83歳，99歳，101歳と，経口摂取のみにより長期に生存しえた事例といえる．

　介護食の内容を工夫することによって，嚥下障害をもつ高齢者が最後まで人間らしく口から食べ，栄養状態を維持しうる可能性が示唆された．

15 テクスチャーを改良する素材とその使い方

　食物の歯ごたえ，口ざわりなどのテクスチャーを改善する目的で，ハイドロコロイドがテクスチャーモディファイアー（食感改良剤）として用いられることが多い．いわゆるテクスチャー調整食品である．ハイドロコロイドとは，水溶性の高分子のことであるが，寒天，でん粉類，ゼラチンなどの伝統的に調理加工に用いられてきた食品素材も含まれる．嚥下に障害をもつ患者（場合によっては施設入所者）の食事に欠かせないものが，テクスチャー調整食品である．

　なぜ，嚥下に障害をもつ人の食事のテクスチャーを調整する必要があるのであろうか．たとえば，お茶を飲むときにむせる患者には，トロミ調整食品（あるいは増粘食品，嚥下補助食品）を振り入れて，粘度（トロミ）をつけるとむせずにスムーズに飲み込むことができる．きざみ食などのように，口の中でバラバラになるような形態の食事にも，トロミ調整食品を用いて粘度を加える（テクスチャーを調整する）ことにより，まとまって飲み込むことができるようになる．また，ミキサー食のように，食品の原形をとどめない食べ物（その形態）は，味気ないものであるから，寒天などのゲル化剤を用いてゼリー状（テクスチャーを改良する）にし，おいしそうに見えるように型抜きをする工夫も必要である．

1─ゲル化剤

　ゼリーを作るためには，ゲル化剤（ゼリー化補助食品ともいわれている）として伝統的に使われてきた寒天，ゼラチンなどがある．これらの製品も近年改良が加えられ，介護用として使いやすい製品が登場している．図1に市販されている寒天・ゼラチン・カラギーナン製剤の濃度と硬さの関係を示した．同じようなテクスチャー（硬さ）に調整するためには寒天（介護食用寒天）が最も使用量が少なく，続いて介護食用ソフト寒天，ゼラチン，カラギーナン製剤の順である．以下に，最近市販されたものを含めてゼリー化補助食品ごとにその特徴と使い方のヒントをまとめた．

1 寒　天

　寒天はゲル化剤として代表的なもので，紅藻類から抽出され，アガロースとアガロペクチンが多数連なった多糖類から構成されている．そのため，溶解するためには十分な水と溶解するためには十分な加熱が必要である．

　（1）寒天の種類

　表1に寒天ならびに改良された介護用製品の溶解温度を示した．

　通常の寒天は98℃以上で十分に加熱しないと溶けないので，調製段階で十分に加熱（沸騰状態）する必要があり，加熱時間が長くなると，蒸発する水分量も多くなるため，作るときの状態で出来上がりが異なることが多い．硬いゼリーになると，歯切れのよいゼリー（このテクスチャーが好まれていたともいえる）となるので，バラバラになり，気管に入り誤嚥しやすく，介護食や嚥下食には向かないといわれてきた．しかし，寒天でも，低濃度（図1の「軟らかい茶碗蒸し」程度）にすればなめらかな触感を生み出すことが可能である．

　また，寒天は溶けにくいものという印象があるが，溶解する温度が80℃程度の製品が介護食用寒天および介護食用ソフト寒天として発売されている（表2）．表1に従来の寒天との比較を示し

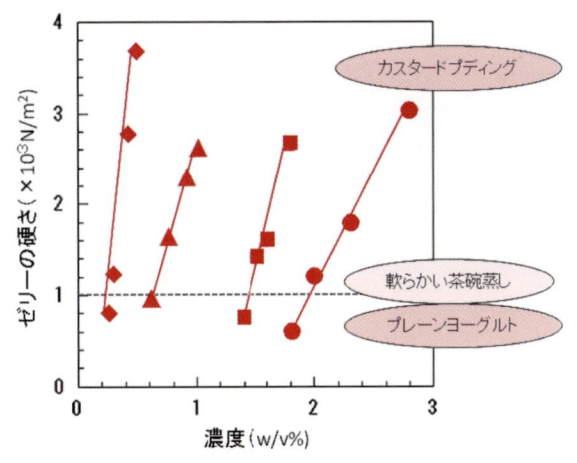

図1 ゲル化剤の添加濃度とゼリーの硬さの関係
◆：寒天ゼリー，▲：ウルトラ寒天ゼリー，
■：ゼラチンゼリー，●：カラギーナン製剤ゼリー

表1 4種のゲル化剤を用いたゼリーの温度特性

ゲル化剤	ゲル化剤の溶解温度	ゼリーの凝固温度	ゼリーの融解温度
寒天	98℃以上	30〜40℃	70〜85℃
ウルトラ寒天*	80℃以上	30〜40℃	70〜85℃
ゼラチン	50〜60℃	3〜15℃	20〜26℃
カラギーナン製剤**	70〜80℃	40〜50℃	60〜65℃

＊：伊那食品工業㈱製，
＊＊：ローカストビーンガムなどが混合されている．

てある．ただし，添加濃度は溶けやすい工夫（造粒と粉飴を添加）がされているので，やや多めに必要である．この製品はいずれも溶解しやすいので，調整が容易で，軟らかいテクスチャーを作り出しやすい．

(2) 寒天をゼリー食に活用する

改良された寒天を使うと，簡単にゼリーが調製できる．はじめに，ゼリー状にしたい食べ物とほぼ同量の水とともにミキサー（ブレンダー）にかけ，介護食用寒天を重量の2.5〜3.0％振り入れて，加熱をすると簡単にゼリー状の食品が出来上がる．ただし，この寒天は80℃で溶けるが，ミキサー（ブレンダー）食のようにどろっとした液体は，均一に熱が伝わらない場合があるので，よく撹拌しながらプツプツ泡立ってから加熱を1〜2分継続すると，内部温度が80℃以上になる．温度がやや下がって（60℃程度）からバットなどに流し入れて，型抜きをして盛りつける．ポイントとして，食材に粘度がでるものが入っている場合には，使用する寒天の量を0.5％程度減らす必要がある．

2 ゼラチン

ゼラチンは工業的にはコラーゲン（骨，皮や腱などを構成している硬質たんぱく質）をアルカリ（これが主流）あるいは酸処理した後，熱水抽出したものである．

(1) ゼラチンの一般的な性質

表1に示すように，ゼラチンは60℃で十分に溶解するので，テクスチャー（硬さ）の調整は容易である．しかし，過度の加熱（沸騰状態）は風味を損なう恐れがあるので，湯煎あるいは弱火での加熱がよい．最近，冷水にも溶けるタイプのゼ

表2 ゼリー化補助食品の一例

製品名	商品の概要（企業の説明抜粋）	発売元
スベラカーゼ	ミキサー粥やでん粉食品のべたつき感を・飲み込みにくさを改善したゼリー食の素．	㈱フードケア
ホット＆ソフト	完全溶解には沸騰が必要．75～65℃固まりはじめ，70℃程度で融解する．耐冷凍性あり．	ヘルシーフード㈱
ソフティアゲル	ポットのお湯で溶かすことができる．40℃以下でゲル化し，70℃以上で融解する．	ニュートリー㈱
スルーパートナー	40℃以下でゲル化し，70℃以上で融解する．	キッセイ薬品㈱
お湯で溶ける介護食用寒天	ポットのお湯（80℃以上）で簡単に溶け，冷やすと喉ごしの良いゼリーとなる．	伊那食品工業㈱
介護食用ソフト寒天	ポットのお湯で簡単に溶け，冷やすとソフトな寒天ゼリーとなる．	伊那食品工業㈱
介護食用寒天	完全溶解には沸騰が必要．40℃以下でゲル化し，80℃以上で融解する．	伊那食品工業㈱
介護食用ゼラチン寒天	顆粒状．80℃の熱湯で溶解し，寒天とゼラチンの両方の性質をもつ．	伊那食品工業㈱
ジュラーレ	温かい料理も作れる介護食用ゼリーの素．60℃以上で融解する．	新田ゼラチン㈱
顆粒ゼラチン ニューシルバー/RR	顆粒状のため膨潤時間が短縮される．固まるスピードが短縮された．	新田ゼラチン㈱
スーパーゼラチンSSB	粉末顆粒タイプ．素早く溶ける．	㈱ニッピ
かんたんゼリーの素	液状タイプ．冷たいものから温かいものまで，冷やさず簡単にゼリーが調整できる．	キユーピー㈱
ムースゼリーパウダー	粉末タイプ．お湯に溶かすだけで常温でもムースゼリーができる．	キユーピー㈱
かたまるくん	粉末タイプ．60℃以上に加熱し，冷却するとゼリー状になる．	㈱宮源
ミキサーゲル	ミキサーゲルと，食物をミキサーにかけるだけで，数秒でムース状のゼリーができる．	㈱宮源

ラチンが開発されたので，冷たい飲料に振り入れただけで，ゼリーを作ることも可能になった．

(2) ゼラチンの使い方

ゼラチン水溶液は高分子であるたんぱく質が水中に分散した状態であり，寒天と同様，水溶液の温度が低下してくると架橋が生じ，ゲルが形成されるが，この温度は寒天よりも低い温度でないとゼリー化しない．凝固温度は室温よりも低い（10℃以下）ので，冷蔵庫あるいは氷水中で固める必要がある．できあがったゼリーの融解温度は寒天ゼリーとゼラチンゼリーでは大きく異なっている（表1）．寒天ゼリーは70～80℃でやっと溶けはじめるが，ゼラチンゼリーは室温（20～25℃）で溶けてしまう．ゼラチンゼリーが口溶けがよく，テーブルゼリーとして好まれる理由がこの融解温度にある．ゼラチンの濃度によって融解温度は変化するが，2％程度では22℃前後である．

ゼラチンゼリーは室温に近い融解温度をもつため，室温に長く放置すれば溶けてしまうので，注

意が必要である．ゼラチンでゼリーを作る場合には，1.6％が基準といわれているが，製品によって多少異なる．また，作った直後と24時間後では硬さが大きく異なる．また温度によっても大きく硬さが異なるので，十分に状態を観察して使用する必要がある．

3 カラギーナン製剤

(1) カラギーナンとは

カラギーナンは寒天と同様紅藻から抽出されたゲル化剤である．原藻の種類により κ（カッパ），ι（イオタ），λ（ラムダ）の3種類に分類される．κ タイプと ι タイプのカラギーナンはゲル化機能をもっているが，λ タイプはゲル化しない．カラギーナンは寒天と同様の構造をもつ多糖類であるが，ことに，金属イオンの影響を受けやすい（K^+，Ca^{2+}）．またたんぱく質とも寒天と異なる反応性を示す．

そこで，現在市販されているものは，ローカストビーンガムを混合したカラギーナン製剤である．現在市販されている主な製品はメーカによってさまざまな名称で発売されている．アクアジュレパウダー（㈱フードケア），イナアガーＬ（㈱伊那食品工業），パールアガー8（富士商事），クールアガー（㈱アイビス）などである．

(2) カラギーナン製剤の使い方

カラギーナンは約70℃で溶解し，寒天よりも溶けやすいのが特徴である．カラギーナン製剤ゼリーの凝固温度は40〜45℃で，やや寒天ゼリーより高い温度で凝固する．また，カラギーナン製剤ゼリーの融解温度は60〜65℃くらいで，寒天ゼリーよりも低い温度である．これらのことから室温に放置しても融解しないし，凝固温度も室温以上なので，大量調理のテーブルゼリーとして適している．ゼリーの性状についてみると，寒天ゼリーと比較して，透明度がよいが，低濃度ほど離漿（離水）しやすいため，カラギーナン製剤として離水を抑えた製品もある．寒天ゼリーよりも弾力性に富み，ゼラチンゼリーと寒天ゼリーの中間的な性質をもっている．筆者が行った実験ではカラギーナンゼリーは寒天と同様離水があるため滑りがよいので，ことに1〜2％の低濃度（茶碗蒸し程度）では飲み込み易い．

4 でん粉

ゲル化剤として用いる場合，伝統的にくずでん粉が用いられてきた．でん粉で作ったゼリーは加熱しても溶けないので（熱不可逆的ゼリー）温かい寄せものに使うことができるが，べたつきが多いし，加熱を十分にしないと，粘りの少ないゲルにはならないため，介護食にはほとんど用いられていない．今後は他のゲル化剤との混合し，粘りを少なくしたでん粉製剤なるものが出回れば，温かい寄せものを介護食として提供できる可能性がある．

5 ペクチン

栄養的な面ではペクチンは食物繊維として注目されている．ことに，低メトキシルペクチンは，Ca^{2+}などの2価の金属イオンでゲルを形成する性質があるので，カルシウムに富んだ低エネルギーのゼリーができる．

6 カードラン

寒天やゼラチンで固めた寄せものは加熱すると，融解する（熱可逆性のゲル）ので，暖かい寄せものには向かない．しかし，カードランを利用した寄せものは，熱不可逆性（熱を加えても溶けない）ゲルのため，高温になっても溶けず，温かい寄せものとして供卓できるので，病院給食などの応用が期待される．

7 その他のゲル化剤

上記に示したゲル化剤のほかに，市販されているゲル化剤の例を表2に示したが，新しい機能をもつ製品も出回っている．

たとえば，トロミ調整食品に多く使用されているキサンタンガムにローカストビーンガムを混合した製品は，高温で溶かすとゼリーができる．水分補給などの目的でゼリー状にしたものを提供する場合には，熱水に振り入れから冷やすとゲル状になるので便利である．ただし，2〜3％加えるが，振り入れる液体によって硬さが異なるので，確認をして濃度を決めてほしい．例としてソフティアゲル（ニュートリー㈱），スルーパートナー

（キッセイ薬品工業㈱）などである．

また，攪拌するだけでゲル化する製品も出回ってきたので，別途サイドにコンパクトなミキサーを置き，その場で，ゼリー化させて供食することもできる（ミキサーゲル（宮源㈱）．

2—トロミ調整食品

トロミ調整食品は水やお茶のようにさらっとした液体に振り入れ，粘度（トロミ）を付けるために多く用いられている．市販のトロミ調整食品には箱などに目安が書いてあるが，状況によって変化するし，テクスチャーを調整する必要のある食べ物によって添加量も変化する．しかも現在市販されているトロミ調整食品は十数種類に及ぶため，このなかから対象となる人の食事として適切な患者さんに適切な商品を選び出すことはたいへんむずかしいといえる．トロミ調整食品メーカが行った調査によると，トロミ調整食品の特性を知って使用すると言うより，1種類あるいは2種類の製品を利用している現場が多い．また，その選択方法については，「価格が安い」，「勧められたから」，「早くトロミがつく」などさまざまであった．

現在はトロミ調整食品もメーカが原材料や製造方法を工夫・改良し，新製品が登場してきている．

1 粘度（トロミ）の目安

トロミ調整食品を添加した飲料の粘度を知るにはどのようにすればよいであろうか．ここで粘度という言葉を用いたが，トロミという表現の方が一般には理解しやすい．

嚥下に適した添加量は患者の症状やそのときの状態によっても異なるので，一概にはどの程度が適しているとはいえないが，一般には摂食・嚥下の初期段階にはヨーグルト程度の硬さが適していると言われている．

トロミ調整食品の主原料であるでん粉，グアーガムおよびキサンタンガム単体を用いて，添加量と硬さの関係をグラフにしたものが図2である．イメージとしてわかりやすいように，図中によく知られている食品（マヨネーズ，ヨーグルトなど）を硬さの指標として示した．

この図は水に添加したときの添加量（濃度）と硬さの関係を示したもので，もっとも少量で硬さ（トロミあるいは粘度）が出るものがグアーガム（系），続いてキサンタンガム（系）がほぼ同様の傾向である．それに対して，でん粉（系）はグアーガムのほぼ2倍必要である．そこで，それぞれの増粘剤を3％お茶に添加したときの状態をスプーンですくった場合を図3に示した．キサンタンガム系の増粘剤を添加したもの（3％）と同じような硬さを得るためには，でん粉系では4.5〜5％，グアーガム系では2〜2.5％が必要である．

図に示したような方法は，硬さ（トロミ）を簡単に確認する方法であり，場合によってはスプーンですくったものを皿に落として，広がり具合をみることも可能である．

2 市販されているトロミ調整食品の分類と特徴

市販されているトロミ調整食品（嚥下補助食品）を原材料（増粘剤）から分類したものが表3である．併せて特徴と適した用途を示してある．

(1) でん粉系トロミ調整食品

主原料がでん粉のものには，でん粉単独のもの（以後，でん粉系増粘剤）と，でん粉にグアーガムなどの増粘剤が混合されたもの（以後グアーガム系増粘剤）がある．

(2) グアーガム系・キサンタンガム系トロミ調整食品

一方，増粘多糖類が主原料のものは，主にグアーガムが使われているものとキサンタンガムが使われているものがある．グアーガムがベースのものは，他の増粘多糖類あるいはでん粉が添加されて改良されてはいるが，いずれも，グアーガムの影響が大きく，グアーガム系増粘剤と考えられる．キサンタンガムがベースのものはキサンタンガムに他の増粘多糖類が添加されたものがほとんどであり，製品によって特色がやや異なるが，特徴は類似しているので，キサンタンガム系増粘剤と考えて良い．

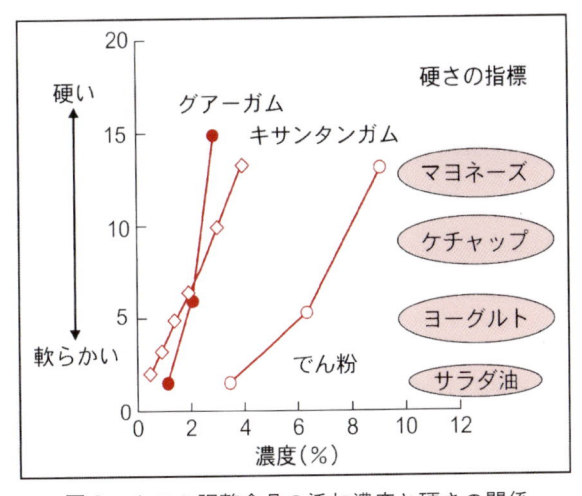

図2　トロミ調整食品の添加濃度と硬さの関係
○：でん粉系，●：グアーガム系，◇キサンタンガム系

でん粉系はトロミがつかないので，
2倍量必要．
グアーガム系は糸を引くような状態．
キサンタンガム系は透明感があり，
ゼリーのような状態

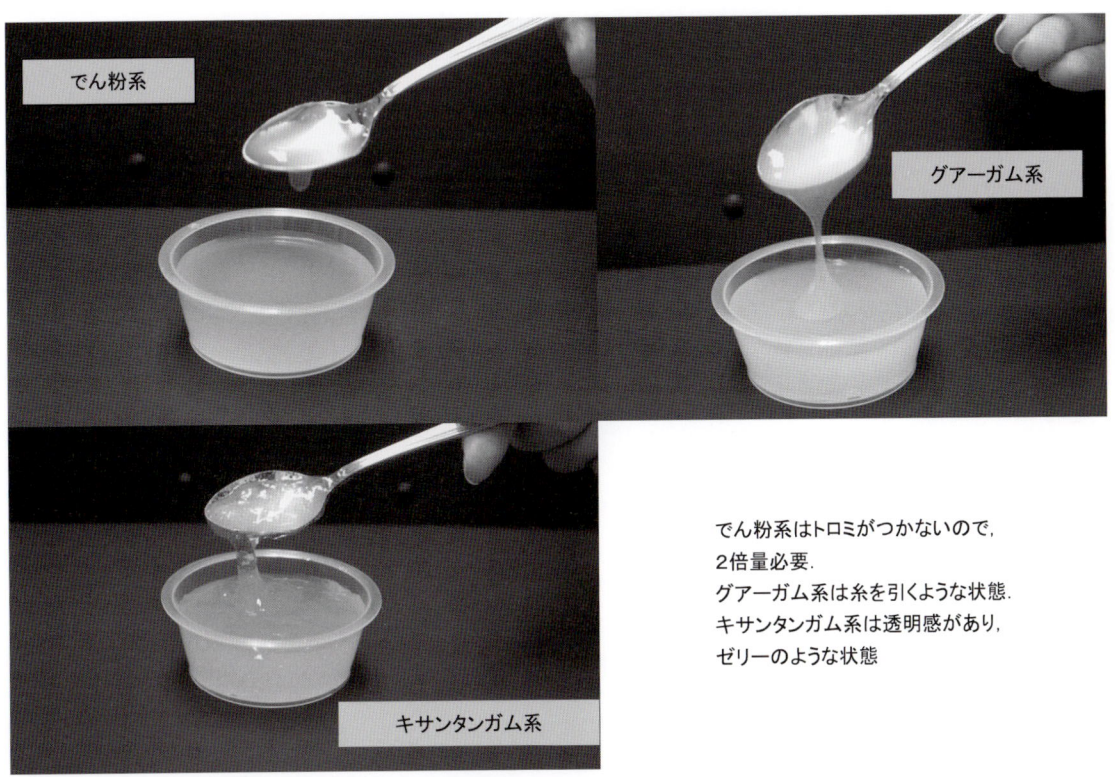

図3　3種のトロミ調整食品をお茶に3％添加したときの状態
（スプーンで硬さの比較を行う）

表3　市販されているトロミ調整食品の特徴と用途

主原料		製品名	特徴	適した用途	発売元
でん粉 (表示)		ムースアップ トロメリン顆粒 エンガード ノムミール	でん粉系 添加量が多く必要．ヨーグルト状では飲み込み易いが，ムース状など型抜きできるくらいになるとべたつき感がでる	ブレンダー食やムース状など型抜きできるような食品に向く	日清サイエンス㈱ ㈱三和化学研究所 協和発酵工業㈱ 日本ハム㈱
増粘多糖類 (表示)	グアーガム	ハイトロミール トロミアップA スルーソフトS 強力スカイスルー ノムミールG	グアーガム系 添加量が少なくてもトロミがつく．牛乳でもしっかりトロミがでる．多少グアーガムの豆臭さがある．	汁物のトロミつけ，ブレンダー食，ピュレ状食品に添加し型抜きする場合に向く	㈱フードケア 日清サイエンス㈱ キッセイ薬品㈱ キッセイ薬品㈱ 日本ハム㈱
	キサンタンガム	ネオハイトロミール ソフティアsol トロミパーフェクト トロミファイバー とろみファイン スルーキング トロミアクティブ トロミクリア つるりんこ トロメイクSP トロメリンA	キサンタンガム系 透明性に優れ，無臭で，付着性が少ない．しかし，スプーンですくいにくさがある．牛乳・濃厚流動食に対してトロミがつきにくい．	低濃度のトロミづけに最適．透明感があるので，飲料のトロミづけやあんかけに向く	㈱フードケア ニュートリ㈱ 日清サイエンス㈱ ㈱宮源 キユーピー㈱ キッセイ薬品㈱ ホリカフーズ㈱ ヘルシーフード㈱ ㈱クリニコ 明治乳業㈱ ㈱三和化学研究所

(3) 使いやすさのヒント

a．飲料に添加するときのポイント

どのタイプのトロミ調整剤（嚥下補助食品）もメーカが工夫して，温かいものに入れても，冷たいものに入れても溶けやすいような配慮がされている．しかし，原材料によって振り入れたときの溶け方が多少異なる．

原材料のみで溶け易さをみると，でん粉がいちばん溶けやすく，続いてグアーガム，キサンタンガムの順である．しかし，それらの製品も造粒（粒子を集合させ粒度を大きくすること）や分散しやすい材料を混ぜるなどの工夫によって溶けやすくしてあるので，多少時間がたてば溶けてトロミがでてくる．また，一度トロミをつけてから再度加えると，だまができやすいので，注意が必要である．そこで，お粥などでトロミが不足している場合には，リキッドタイプのもの（たとえばスルーソフトリキッド：㈱キッセイ薬品）を加えると溶けやすく，容易に求めているトロミが得られやすい．

b．時間的な変化

トロミ調整食品を飲料に加えてからの粘度が出るまでの時間は異なる．でん粉系トロミ調整食品は立ち上がりが速く，約5～10分で所定の硬さに到達し，キサンタンガム系トロミ調整食品もほぼ同様である．しかし，グアーガム系トロミ調整食品は立ち上がりが遅く，添加して時間が経つにつれ硬くなる．しかし，最近のグアーガム系トロミ調整食品ではこの点が改善されている．

c．加える飲料によって硬さが変化

トロミ調整食品は飲料によって加える量が変化するので，パンフレットなどで確認すると良い．ことに，キサンタンガム系トロミ調整食品はジュース，牛乳，清汁などで，一定の硬さに達する時

表4　濃厚流動食用トロミ調整食品の一例

製品名 発売元	形状	特徴	原材料
ファーセットパウダー フードケア㈱	粉状	たんぱく質の多い液体をゾル～ゲルに調整．濃厚流動食，豆乳や牛乳でも使用可能．	増粘多糖類
リフラノン ヘルシーフード㈱	液状 粉状	濃厚流動食をゾル～ゲルに調整．	増粘多糖類
ソフティア iG ソフティア ENS ニュートリー㈱	粉状	ポットなどのお湯に溶かし，流動食に混ぜるだけでプリン状になる	増粘多糖類
イージーゲル 大塚製薬㈱	液状	1液（ペクチン），2液（Ca）の順に加えて撹拌．	増粘多糖類 （ペクチン）
REF-P1 キユーピー㈱	液状	Caを多く含む液体を固形化．	増粘多糖類

間が遅くなる傾向がある．しかし，改良が加えられ，水の場合と同様の効果が期待できるようになってきた．しかし，トロミがつきにくい濃厚流動食に対しては，表4に示すような製品が発売されている．

d．調理の過程で使用する使い方のヒント

　市販のトロミ調整食品は，ベッドサイドや食卓で飲料に添加して手軽に粘度をつけることができるが，調理の過程で用いるのは伝統的な食品素材である片栗粉（ジャガイモでん粉）や葛粉，コーンスターチなどが一般的である．しかし，トロミ調整食品はベッドサイドや食卓で飲料に添加するだけではなく，調理過程でも活用させることができる．ことに，加熱することなくまとまりをつけたい場合，たとえば，漬け物などはトロミ調整食品増粘剤を振りかけてからフードプロセッサーなどで刻む，和え物などの冷たい料理は刻んでからトロミ調整剤でまとまりをつけることができる．

以下に応用事例を示す．

　和え物：和え物は具を刻んで（いわゆるきざみ食），トロミをつけたあえ衣でまとめる．ここで注意しなければならないのは，和え物の具は十分に軟らかい状態でないと，あえ衣であえてもバラバラになりやすいので，つぶせるくらいの軟らかい状態のものを刻むこと．この場合に用いるトロミ調整剤はキサンタンガム系増粘剤が適し，1.5％程度で粘度をつけるとよい．

　漬け物：漬け物は硬く，嚙み切りにくいので，フードプロセッサーなどで細かくするが，そのままではバラバラになるので，キサンタンガム系の増粘剤を2.5～3％程度加えてからフードプロセッサーにかけるとよい．

　その他：片栗粉などでトロミをつけるような調理にもトロミ調整剤を使う現場がある．この場合はグアーガム系の増粘剤が用いられることが多い．

16 市販介護用食品と栄養補助食品の活用

1 ─ 市販介護用食品の使い方と活用

■1 市販介護用食品の有用性

1998年頃より，在宅向けの介護用食品は市販され，現在ではそのアイテム，種類は飛躍的に増えた．これまで介護専門店や介護用品売り場でしか目にできなかった介護用食品が，一般のスーパーや薬局，ドラッグストア等でみかけられるようになった．

市販介護用食品には摂食能力に合わせた物性や栄養面での配慮，工夫がなされている．たとえばレトルト処理や真空凍結乾燥（フリーズドライ）処理により，根菜類やかたい食材を柔らかく加工することができる．また食材を食品工業的に非常に細かく，滑らかにすることで，摂食機能が低下した人にも食べやすいよう加工されている．

栄養面でも多くの工夫がなされている．家庭の調理では，少ない食事量でたんぱく質やビタミン，ミネラル類を充足させるのは非常にむずかしい．市販介護用食品はこれらの栄養素をはじめ，食物繊維やその他の生理機能の高い食材を用いることにより，少ない食事量で栄養機能を充足させることが可能である．

このように市販介護用食品を利用することにより，適切な物性で，栄養的に配慮された料理を手早く簡便に作ることができる．本書で紹介するメニューのほかにも，食品企業各社は小冊子やホームページにて上手な利用法を掲載し，利用の拡大に努めている．

■2 市販介護用食品の種類

市販されている介護用食品のなかでも，とくに特徴的なカテゴリーの商品を紹介する．

（1） レトルト調理食品

レトルト調理食品は手軽に使え，常温保管も可能である．また殺菌されているため抵抗力の低下した要介護高齢者にも安心である．このことにより，レトルト調理された介護用食品が最も早く上市され，その種類も多い．レトルト調理された介護用食品は主食の「お粥」，「おじや」，「うどん」をはじめ，「おかず」は和風を中心に洋風，中華風に至るまで種類，品数において最も豊富である．内容量は1人前の80～200gと小容量が中心である．具材を全く含まないペースト状食品や具材を適度な大きさに刻んだものから，さらには具材の大きさは一口大で，柔らかく食べ易いよう調理した，常食に近いものまで幅広く市販されている．

（2） 乾燥食品

乾燥食品には，粉末状食品と真空凍結乾燥食品（フリーズドライ食品）がある．粉末状食品は栄養補助食品やとろみ飲料の素の他，嚥下補助のための粘度調整用食品が数多く市販されている．また真空凍結乾燥食品は「おかず」や「おじや」を1人前毎包装した商品が市販されており，湯で戻した食品物性は均質性に優れている．

（3） 冷凍食品

冷凍食品は緑黄色野菜等の色や熱に弱いビタミン類を損なうことなく加工できる特徴がある．主食やおかず等その種類も多い．

（4） 成型容器入り食品

カップ状の成型容器入り食品は，容器から直接食べることができる特徴がある．スープやうらごし食品がゼリー状に固められたものや，デザート

表1 水分補給ゼリーの一例

製品名	商品の概要（企業の説明抜粋）	発売元
トロミドリンク	ゼリータイプ．カロリー控えめ	ヘルシーフード㈱
エナチャージ	ゼリータイプ．鉄や食物繊維，緑茶抽出成分を配合	ヘルシーフード㈱
アイソトニックゼリー	ゼリータイプ．水分補給用ゼリーでノンカロリー	ニュートリー㈱
ごっくんゼリー	ゼリータイプ．食物繊維を配合	㈱三和化学研究所
アクアジュレ/アクアジュレパウチ	ゼリータイプ．付着性がなく均質な食感．パウチタイプもある	㈱フードケア
とろみ水バラタイプ/ミニタイプ	ゼリータイプ．鉄分，カルシウム，食物繊維などを補給	キッセイ薬品㈱
嚥下補助ゼリー	薬が楽に飲めるゼリー状のオブラート	㈱龍角散

のプリン，ゼリーの他刻んだ具材を煮こごり風に固めた「おかず」系の商品が市販されている．

(5) スパウトパウチ入りゼリー飲料

水分補給用に用いられるので，嚥下しやすいようゼリー状に調製した飲料である．果汁入り飲料やアイソトニックのイオン飲料，茶飲料等の品揃えがあり，ビタミン，ミネラルやポリフェノール，シャンピニオンエキス等の機能性素材を配合したものが多い．水分補給用ゼリーとして市販されている（表1）．

(6) トロミ調整食品

介護用食品の特徴的な食品群として，食品を嚥下しやすい物性に調整するための補助食品が普及している．多くは増粘多糖類やα化でんぷんを顆粒状とした粉末食品である．他に液状タイプや，ペクチン—カルシウム反応によりゼリーを形成する商品が市販されている（テクスチャー調整食品 p.76, 表3参照）．

3 日本介護食品協議会とユニバーサルデザインフード（UDフード）

市販介護用食品の種類が急増するなか，参入企業の数も増えた．各社がそれぞれ工夫を凝らした商品を上市することは，消費者にとっても選択の自由度が増え，喜ばしいことである．しかし各社が独自の物性分類を行っては消費者が混乱する原因となる．そこで食品業界として統一した規格基準を策定し，要介護者に役立つ食品を提供するために，日本介護食品協議会が設立された．

自主規格基準の第1ステップとして，まず物性区分表が作成された．これは食べる人の「かむ力・飲み込む力」と食品の形態を4区分に分類したものである．商品には食品の形態表現である「容易にかめる」「歯ぐきでつぶせる」「舌でつぶせる」「かまなくて良い」を表記し，食べる人の摂食機能に合わせた選択が容易となるように工夫されている（図1）．協議会の設立の主目的は，生命にかかわる介護用食品をより安全なものとすること．そして介護用食品を必要としている人に普及し，かつ分かりやすく正確な情報を提供することにある．

日本介護食品協議会に加盟し，自主規格に基づき製造された商品には，消費者にひと目で分かるよう「ユニバーサルデザインフード」のロゴマークが商品に明記されている．ロゴマークと区分表示を付けることにより，消費者が安心して要介護者の摂食機能に合わせて，商品を選べるようになっている（図2）．

「ユニバーサルデザインフード」とは，食べやすく，飲み込みやすいよう，形態，物性または容器等を食べる人の能力に対応するよう工夫された加工食品と定義されている．

4 市販介護用食品の活用

介護は精神的にも身体的にもたいへんな負担を要する．介護生活が少しでも潤いのあるものとな

区分	区分1 容易にかめる	区分2 歯ぐきでつぶせる	区分3 舌でつぶせる	区分4 かまなくてよい
かむ力の目安	かたいものや大きいものはやや食べづらい	かたいものや大きいものは食べづらい	細かくてやわらかければ食べられる	固形物は小さくても食べづらい
飲み込む力の目安	普通に飲み込める	ものによっては飲み込みづらいことがある	水やお茶が飲み込みづらいことがある	水やお茶が飲み込みづらい
かたさの目安 ごはん	ごはん〜やわらかごはん	やわらかごはん〜全がゆ	全がゆ	ペーストがゆ
かたさの目安 さかな	焼き魚	煮魚	魚のほぐし煮（とろみあんかけ）	白身魚のうらごし
かたさの目安 たまご	厚焼き卵	だし巻き卵	スクランブルエッグ	やわらかい茶わん蒸し（具なし）
調理例（肉じゃが）	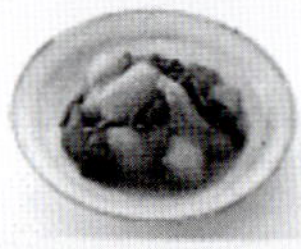	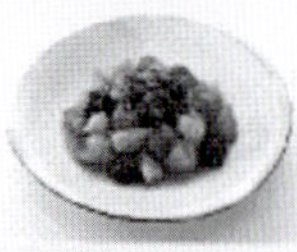	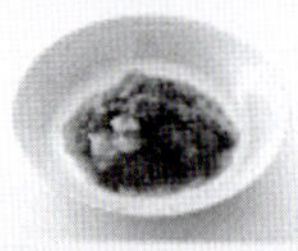	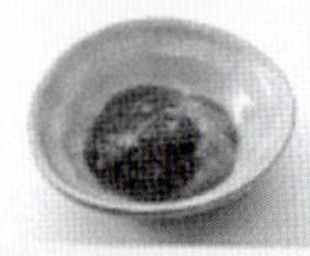
物性規格 かたさ上限値 N/m²	$5×10^5$	$5×10^4$	ゾル：$1×10^4$ / ゲル：$2×10^4$	ゾル：$3×10^3$ / ゲル：$5×10^3$
物性規格 粘度下限値 mPa·s			ゾル：1500	ゾル：1500

※「ゾル」とは、液体、もしくは固形物が液体中に分散しており、流動性を有する状態をいう。「ゲル」とは、ゾルが流動性を失いゼリー状に固まった状態をいう。

図1　ユニバーサルデザインフードの区分表

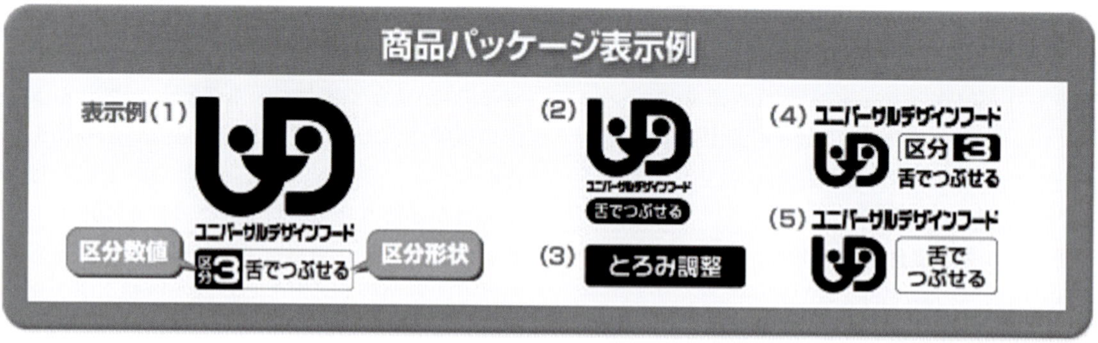

図2　ユニバーサルデザインフードのロゴマーク

るよう，食品企業としては安全で安心できる市販介護用食品を普及していきたい．まず市販介護用食品の上手な活用法として，手軽においしい介護食のできるメニュー例の充実が望まれる．一般食材との組み合わせで，誰でも簡単に調理できるメニューレシピを提供し，介護者の負担軽減に役立っていきたい．市販介護用食品を使うことにより，安心感とゆとりがもて，得られた時間は介護される人とのコミュニケーションやふれあいに当てていただきたい．

2―栄養補助食品

「栄養補助食品」は一般に「健康補助食品」「サプリメント」といわれる食品で，「いわゆる健康食品」に該当する食品である．栄養補助食品という用語は1996年から健康食品の規制緩和政策のために用いられたことからはじまり，アメリカの「Dietary Supplement」の日本語訳として以後約4年間通用した．しかし，その後制定された保健機能食品制度にこの表現はないが，栄養補助食品という用語が普及したので，現在も広く用いられている．一方で，前述の「Dietary Supplement]の訳として,「健康補助食品」を提案する団体があるため,最近はこの用語も広く使用されるようになっている.本来のDietary Supplementは,「ビタミン,ミネラル,アミノ酸,ハーブ等の成分を1種類以上含むが,あくまでもdietary((食事の)supplement(補助物質)であり,食事に変わるものではない」とされている.

以上のことから,栄養補助食品の明確な定義はないが,毎日の食事だけでは不足しがちな栄養素を補うための食品ということがいえる.

1 栄養補助食品はなぜ必要なのか

健康な食生活を営むためには,主食,副食(主菜・副菜)をバランスよく組み合わせて喫食することで,十分な栄養を摂取することが可能であるが,なぜ栄養補助食品が必要なのであろうか.

嚥下に障害をもつ患者にとって,毎日提供されている食事から十分な栄養を摂ることができるとはいい難いのが現状である.もちろん,一部の施設では努力して,摂食機能に応じた食形態の工夫を行ってはいるが,必要な栄養摂取量が確保できにくいことが多い.食べ物のテクスチャー(物性と称されているが,食形態を含む場合この表現が適切である)を調整することで,軟らかく飲み込みやすい食形態に持って行くため,どうしても水分量が多くなり,必然的に栄養量が不足(約85～90％減)してくる.そこで,栄養補助食品で補うことが必要となる.

しかも,いまだに多くの病院や施設では,嚥下機能に障害をもつ患者の摂食機能に対応した食形態で食事が提供されているとはいい難いので,さらに,栄養状態は悪化する.そこで,栄養補助食品が必要となり,利用されることになる.

2 栄養補助食品に属する製品とは

栄養補助食品は一般に,不足する栄養素を補うために,ビタミン類,ミネラル類などを補う目的のものが含まれている.これらの製品は「サプリメント」という名称で親しまれている分類のものである.

しかし,摂食・嚥下機能が低下した患者にとっての栄養補助食品とは,ビタミン類やミネラル類などの他に,エネルギー,たんぱく質,食物繊維なども補充することができる製品といえる.ことに,高齢患者にとっては,PEM(たんぱく質エネルギー栄養失調症)や脱水症の問題が生じるので,その製品だけで食事の代替となる濃厚流動食のような栄養補助食品が必要となる.前述したが,栄養補助食品としての定義ははっきりしていないので,はっきりと「栄養補助食品」明記して発売しているメーカは少ない.たとえば,エネルギー補給食品,たんぱく質調整食品,食物繊維補給食品などのように,補助する栄養素ごとの分類となっていることが多い.

特別用途食品の見直しがあり,2009年4月から内容が変更になった.特別用途食品のなかに新たに定義された食品群に総合栄養食品がある.この総合栄養食品は食事として摂取すべき栄養素をバランス良く配合した製品で,疾患等により通常の食事で十分な栄養をとることが困難なものに適している.いわゆる濃厚流動食である.しかし,これらの分類に当てはまる食品は,規格基準を満たす必要があるため,2009年12月現在,総合栄養食品およびえん下困難者用食品として認可されたものはない.そこで,従来の定義に基づき,以下に分類することにした.

また,以下に示す製品は,2010年2月現在市販されているものである.製品によっては販売中止になっている可能性もあるので,参考としてみていただきたい.

3 たんぱく質調整食品など

嚥下に障害をもつ人が一回の食事で摂取できる量は限られているので,ことにたんぱく質やエネルギーは不足しがちである.たんぱく質が不足すると褥瘡になりやすい.また,肺炎後の状態が不良な場合には,たんぱく質調整食品を間食などで摂取すると回復が早いといわれている.

表2に,たんぱく質調整食品に分類される製品の一部をまとめて示した.ただし,これらの製品を利用する場合には,適切な栄養アセスメントを行ったうえで,食事のどの場面で提供することが

表2 たんぱく質調整食品の一例

製品名	商品の概要（企業の説明抜粋）	発売元
エプリッチ	エネルギーとたんぱく質に富んでいる：ゼリー状	㈱フードケア
ブロッカ Zn	たんぱく質とカルシウム配合，さらに亜鉛をプラスしてある．	ニュートリー㈱
豆腐よせ	良質なたんぱく質を使用している．	ホリカフーズ㈱
ソフトリッチ	プリン状：鉄分または亜鉛を強化した2タイプ	キッセイ薬品㈱
メディエフ アミノプラス	たんぱく質，食物繊維，亜鉛が含まれている．	味の素㈱
プロテインマックス	たんぱく質，カルシウム，さらに亜鉛が配合されている．	㈱三和化学研究所
えがおゼリー	たんぱく質，カルシウム，微量元素が摂取できる．	旭化成ファーマ㈱
テルミール PG ソフト	銅・亜鉛を含む栄養機能食品．半固形タイプ	テルモ㈱

表3 流動食品の一例

商品名	商品の概要（企業の説明抜粋）	発売元
L シリーズ	シリーズとしてさまざまなタイプがある	旭化成ファーマ㈱
笑顔倶楽部	流動食をベースにしたハイカロリーの栄養飲料	
テルミールミニ	5大栄要素をバランスよく配合	テルモ㈱
アイソカル・プラス	脂肪の消化吸収に配慮	ネスレニュートリション㈱
ファインケア	たんぱく質とエネルギーの補給ができる	キユーピー㈱
栄養支援　ハイビス	栄養機能食品：5大栄養素＋食物繊維	ホリカフーズ㈱
栄養支援　セルティ	天然素材を主体に配合したスープタイプの流動食．	
エンジョイムース	バランス型である：ムース状	㈱クリニコ
メイバランスシリーズ	少量で高エネルギーの流動食の「メイバランス mini」やナトリウムと7種の微量元素配合する「メイバランス1.0 Na」などがある．	明治乳業㈱
サンエットーN3	EPA，DHA，食物繊維，亜鉛などを配合したバランス栄養食品	㈱三和化学研究所

より効率のよい提供方法かを考える必要がある．

また，表2に示した製品には液状タイプのものやムース状のもの，ゼリー状のものなどがあり，食形態については各メーカで工夫したものもある．

4 水分補給ゼリー

一日に必要な水分の多くは食事から摂取されるので，どうしても食事量が少なくなってくると，飲み物によって水分を補給する必要がある．とろみ調整食品などを利用して飲み物にトロミをつけることは可能であるが，利便性の点からは水分補給ゼリーは活用したい製品である．

表1に水分補給ゼリーの一例を示した．

5 流動食品

流動食品の多くは栄養価が高く，栄養のバランスも良いので，必要な栄養素を簡単に補給するこ

とができる．しかし，栄養価が高い流動食品ほど浸透圧が高いため，多量に飲用すると下痢・腹痛などの症状を起こしやすいので，注意を要する．また，製品によっては，1 ml あたりのエネルギー量（カロリー）が異なるので，仕様にあたっては使用説明書に従ってほしい．ことに濃厚流動食は経口摂取のみならず，胃瘻や腸瘻などからの栄養補給に使う場合もあるが，液状タイプの場合には，時間あたりの流量制限（浸透圧の影響）があるので投与時間が長くなっていた．そこで，濃厚流動食を対象としたテクスチャー改良製品（ゲル化あるいは粘度をつけることができるもの）が発売されている（テクスチャー調整食品，p.77 参照）．濃厚流動食用に開発されたこれらの製品は，粘稠なゾルあるいはゲル状にすることが可能なので，逆流の防止や胃中における停滞時間を長くすることができるので，投与時間の短縮が可能となる．

表3に流動食品などの一例を示した．

17 経腸栄養法

　静脈・経腸栄養ガイドライン（日本静脈経腸栄養学会編）によると，「腸管は消化吸収，消化管ホルモンの産生のみならず，腸内細菌の遊出防止，免疫機能の調節などの重要な役割を担っており，栄養を消化・吸収することによりこれらの機能が良く維持される．消化管機能があるかぎり経腸栄養を行うことが栄養管理の基本原則である」とされている．

1―経腸栄養法とは

　経腸栄養法とは，本人の意志とは無関係にチューブを用いて栄養量を消化管内に投与する方法である．十分に経口的に食べることができない患者に対して，または食べる意志のない患者に対して使われる栄養補給法である．

2―栄養補給の方法

　経腸栄養は，チューブを用いて栄養剤を投与する方法である．チューブは鼻腔または咽頭から胃・十二指腸などの消化管に挿入・留置して投与する経鼻法と手術的に胃または空腸上部にチューブを挿入し，他端を腹壁より出して固定し，胃瘻または空腸瘻を作り栄養剤を注入する方法がある（図1）．

3―経腸栄養法の適応と投与ルートの選択

　経腸栄養法は，消化管が安全に使用できるか否かが選択の判断基準となる．消化管が安全に使用できる場合は，経腸栄養が第1選択となる．一方消化管が使用できない場合，または使用しない方が望ましい場合には，経静脈栄養すなわち輸液による栄養管理の適応となる．経腸栄養法の選択は，患者の経口摂取能力によりさらに分けられる．摂取，嚥下能力，消化・吸収能力がやや不足している場合などは，流動食，ゼリー食，キザミ

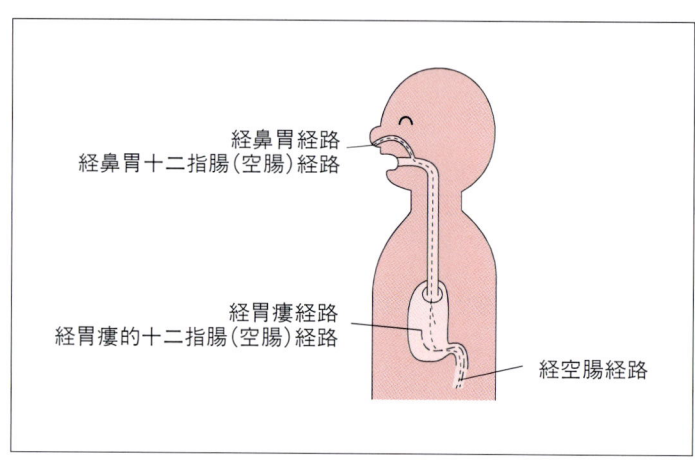

図1　栄養補給の方法

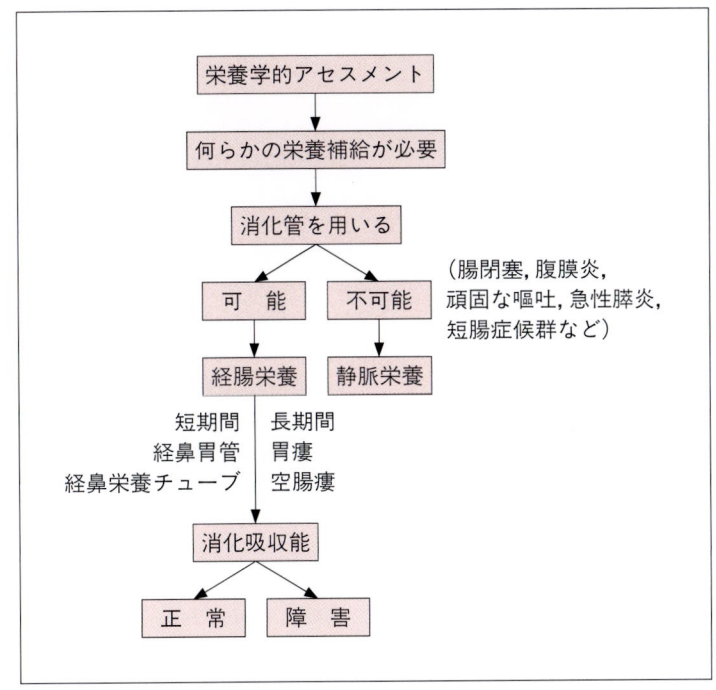

図2　栄腸栄養法の適応
栄養法の適応には栄養学的アセスメントに基づき，消化管の機能を正しく評価することが重要となる．
（五関謹秀ほか：成人の経腸栄養管理．静脈・経腸栄養ガイドライン．へるす出版，1998より）

食などとなる．また，経口摂取が不可能な場合で消化管の消化・吸収能力の不足の程度により，濃厚流動食，半消化態栄養剤，消化態栄養剤，成分栄養剤の適応になる．短期間の場合は経鼻栄養法が選択され，長期間の栄養管理が予想される場合は，経瘻孔法による管理となる（図2）．

4─経腸栄養剤の適応疾患と選択

経腸栄養剤は，成分栄養剤・消化態栄養剤・半消化態栄養剤に分けられ，その適応と選択は病態によって異なる．成分栄養剤が適応となるのは，消化管を安静にする必要がある上部消化管縫合不全や消化管瘻，あるいは急性膵炎やアレルギー性腸炎などの場合となる．また，消化態栄養剤が第一選択となるが，消化，吸収能の程度により，半消化態栄養剤でもよい疾患としては，クローン病や潰瘍性大腸炎，小腸を大量切除した短腸症候群などがあげられる．半消化態栄養剤が適応となるのは，上部消化管に通過障害がある場合や意識障害で摂食あるいは嚥下困難を伴う場合，また，化学療法や放射線治療などで食欲不振がある場合などである（表1）．

5─経腸栄養の禁忌について

下部消化管の閉塞や麻痺性イレウスなど腸管が完全に閉塞している場合，強い吸収障害がある場合には経腸栄養は禁忌となる．また，消化管出血が著しい消化管瘻がある場合にも腸管の安静が第一となるために経腸栄養は禁忌となる．急性膵炎なども，膵臓からの消化液の分泌があるため，静脈栄養の適応となる．また，激しい下痢の場合やショック時には代謝上のコントロールが困難なため，病態の治療が優先され，経腸栄養は原則禁忌となる．

表1　経腸栄養の適応

1．経口摂取が不可能または不十分な場合 　1）上部消化管の通過障害 　　　口蓋裂，食道狭窄，食道癌，胃癌など 　2）手術後 　3）意識障害患者 　4）化学療法，放射線治療中の患者 　5）神経性食思不振症 2．消化管の安静が必要な場合 　1）上部消化管術後 　2）上部消化管縫合不全 　3）急性膵炎 3．炎症性腸疾患 　　クローン病，潰瘍性大腸炎など	4．吸収不良症候群 　　短腸症候群，盲管症候群，慢性膵炎，放射線腸炎など 5．代謝亢進状態 　　重症外傷，重症熱傷など 6．肝障害，腎障害 7．呼吸不全，糖尿病 8．その他の疾患 　　蛋白漏出性胃腸症，アレルギー性腸炎，高コレステロール血症 9．術前，検査前の管理 　　（colon preparation）

6—経腸栄養剤使用の問題点と対策

経腸栄養剤の投与時に，悪心，嘔吐，腹痛，腹部膨満や下剤などの消化器系合併症が起こることがある．そのなかでも下痢は，もっとも発生頻度が高く，栄養状態の低下を招くとともに，経腸栄養を中止させる大きな要因となる．下痢の原因としてはつぎのようなことが考えられる．

1 投与速度

下痢の原因としてもっとも多くみられるのが，経腸栄養の開始時の投与速度が速すぎて下痢を生じさせるケースである．長期間の絶食状態などにより，消化管がもつ消化・吸収・運動・消化管ホルモン分泌などの機能が低下し，腸の粘膜を萎縮させてしまう．機能が低下した消化管を徐々に馴らしていくためには，ゆっくりとした速度で投与する必要がある．投与開始時は，可能な限り経腸栄養ポンプを使用して，20〜30 ml/時の速度で24時持続投与を行い，便の性状をみながら，1〜2日ごとに20〜30 ml/時ずつ投与速度を上げていくことが必要である．

2 栄養剤の浸透圧

浸透圧の高い栄養剤を投与すると，腸粘膜での水分再吸収のアンバランスが起こることによって，（小腸上皮の毛細血管から腸管腔内に水分が移動する）腸蠕動が亢進し，高浸透圧性の下痢を生じることがある．半消化態栄養剤の浸透圧は300〜400 mOsm/l と血管内浸透圧（約290 mOsm/l）に調整されており，投与速度の調整で対応が可能である．しかし，成分栄養剤や消化態栄養剤は550〜900 mOsm/l と浸透圧が高い製品も多く，投与速度を遅くするか0.5 kcal/ml に希釈しての投与が必要である．

3 栄養剤の組成

栄養剤の組成で主に問題になるのが，脂質の量と種類，乳糖や食物繊維の含有量である．脂質については腸管機能低下により脂肪の消化吸収障害が生じるために，脂肪エネルギー比の低い製品や，胆汁酸やリパーゼの作用を必要としない中鎖脂肪酸（MCT）の含有率の高い製品に変更する．

乳糖については，高齢者に乳糖不耐症が多いことから，下痢の原因となりやすい．乳糖不耐症が疑われるときには，乳糖を含まない製品や，大豆が原料の製品を選択する．

食物繊維を含まない栄養剤は，食物繊維の不足が腸管の水分保持作用を低下させて，下痢の原因となることがある．こうした下痢などの場合には水溶性食物繊維を含む製品に変更してみる必要がある．

4 栄養剤の細菌汚染

下痢の原因について，栄養剤の特性から述べたが，投与過程による医療従事者の不適切な取り扱

表2　経腸栄養剤の種類と特徴(1)

	成分栄養剤（ED）	消化態栄養剤	半消化態栄養剤	天然濃厚流動食
糖質	デキストリン	デキストリン	デキストリンなど	粉飴，はちみつなど
たんぱく	結晶アミノ酸	ジペプチド トリペプチド	ペプチド たんぱく水解物	大豆たんぱく， 乳たんぱくなど
脂肪	少ない 1〜2%	少ない	多い	多い
特徴	すべての構成成分 が化学的に明らか		化学的に同定できな い成分も含まれる	天然の食材を使用
消化	不要	一部要	一部要	要
吸収	要	要	要	要
残渣	なし	少量　←――――――――――→　多量		
適応	多い	適応に制限あり	適応に制限あり	消化吸収機能が正常 な場合のみ使用可
その他	水溶性 医薬品	水溶性 医薬品	水溶性 食物繊維添加製剤あり 医薬品/食品	粘稠 食品

（日本静脈経腸栄養学会編：コメディカルのための静脈・経腸栄養ガイドライン．南江堂，2000より）

いによって起こることもある．栄養剤の特性から起こる下痢は投与開始直後から生じるのに対して，細菌汚染による下痢は順調に経過している途中に生じることがある．投与ルートや容器の正しい洗浄方法，細菌学的にみた栄養剤の投与時間を守ることが，下痢発生予防と考えられる．

代謝に関連した問題として，長期間の使用では，経腸栄養剤は必須脂肪酸が少ないために，必須脂肪酸欠乏症を起こす可能性がある．また，短腸症候群などでは微量素欠乏もみられることがあり注意が必要である．

7—経腸栄養剤の分類

濃厚流動食は水分量を少なくし，単位水分量あたりのエネルギー量を高くしたもので，自然食品を素材として，人工的に処理，あるいは，合成アミノ酸，低分子ペプチドやビタミン，微量元素を加えたので，バランスのとれた優れた栄養剤である．窒素源の違いや，消化の必要性の有無などから，①半消化態栄養剤，②消化態栄養剤，③成分栄養剤に分類される．糖質は，浸透圧の上昇を抑えるためにでん粉を加水分解した多糖類のデキストリンが主に用いられ，糖質エネルギー比は，約50〜60％に調製されている．窒素源は卵白，カゼイン，乳たんぱく，大豆たんぱくを用いているものと，結晶アミノ酸やオリゴペプチドを用いているものがあり，たんぱく質エネルギー比は約15〜20％に調製されている．脂質には必須脂肪酸補給のため長鎖脂肪酸である大豆油，コーン油，サフラワー油を中心に用い，消化吸収しやすくエネルギー効率の良い中鎖脂肪酸であるヤシ油なども用いられている．脂肪エネルギー比は約20〜30％となっている（表2，3）．

8—経腸栄養剤の選択

①経腸栄養剤の選択として問題となるのは，特別な場合を除いて腸管の消化能力であり，第1選択は半消化態栄養剤となる．また，食物繊維を含有した経腸栄養剤は自然食品に近く，食物繊維により腸管が刺激され，腸管粘膜の萎縮の抑制が期

表3 経腸栄養剤の種類と特徴(2)

	成分栄養剤（ED）	消化態栄養剤	半消化態栄養剤	天然濃厚流動食
味	まずい	まずい	良いものが多い	—
投与経路	経鼻経管 胃瘻・腸瘻	経鼻経管 胃瘻・腸瘻	経鼻経管 胃瘻・腸瘻 経口	胃瘻・腸瘻 経口
投与方法	持続注入	持続注入	持続注入 分割注入	分割注入
栄養チューブサイズ	ϕ 1 mm (5 Fr)	ϕ 2〜3 mm (8 Fr)	ϕ 2〜3 mm (8 Fr)	ϕ 3〜4 mm 以上
合併症の可能性	腹部症状，代謝上の合併症，嘔吐や逆流による誤嚥を起こすことがある．			
その他	粉末製剤 調製時濃度変更可	粉末製剤，液状製剤 粉末製剤では調製時濃度変更可	粉末製剤，液状製剤 粉末製剤では調製時濃度変更可	液状製剤のみ

（日本静脈経腸栄養学会編：コメディカルのための静脈・経腸栄養ガイドライン．南江堂，2000 より）

待できる．消化態栄養剤と成分栄養剤の使い分けに関しては，特別な基準はないが，経管栄養使用に適しており，経口的には味があまり良くなく勧められない．成分栄養剤については，クローン病，急性膵炎等に使用される例が多い．

②経腸栄養剤には，医薬品と食品の2種類がある．医療保険制度に関連しており，費用の問題から選択される場合もある．一般に，入院中は食品が選択され，外来，在宅では医薬品が使用される例が多い．食品の場合，2006年4月より特別食品加算が適応できなくなっている．

③病態別経腸栄養剤については，とくに肝不全および腎不全によく利用されている．患者の個々の状態をみて選択すべきである．

9―胃瘻，腸瘻ルートを選択する場合

1 意識障害などによる適応

経鼻的チューブの挿入ができない場合，脳血管障害，神経筋疾患などによる嚥下障害，意識障害，認知症などによる経口摂取ができない場合などが適応となる．また，4週間以上の長期経腸栄養の必要がある場合などである．

2 経皮内視鏡的胃瘻造設術（PEG）

PEGの利点として，外科的開腹術を必要としない，長期間の使用が可能である，管理が簡単である，在宅経腸栄養が可能となるなどがあげられる．

3 経腸栄養の禁忌

大量の腹水，極度の肥満，肝腫大，イレウス，横隔膜ヘルニアや，高度の出血傾向，全身状態不良患者，上腹部手術，腹膜炎の既往のある患者となる．

4 経腸栄養剤固形化投与

経腸栄養剤は液体のものが多く，細いチューブでも投与しやすいようになっているのが特徴である．しかし，臨床現場では胃食道逆流，下痢，瘻口周囲からの漏れなどが少なからず問題となっている．これら液体栄養剤の問題点を防止する目的で，最近では栄養剤の固形化，半固形化を積極的に行う施設が増えてきている．固形化することで短時間での投与が可能となり，短時間であるため褥瘡発生の予防となり，便性の改善が期待できるなどの利点が認められている．今後，在宅などにも広がると思われる．

便利な自助具のいろいろ

①**竹のスプーン**：竹細工．口当たりがソフトで唇や歯，口腔粘膜などに強く当たっても傷をつけることはない．柄が長いので介助用に適している．消毒・殺菌はよく洗って煮沸．使うほどになじむ．

②**ロングスプーン**：何とか自分で食べられる人用．口唇を閉じる力が弱いと，中華用スプーンのように溝が深い形では口で捕食しにくい．できるだけ溝の浅いものを選ぶ．柄が長く軽いので持ちやすい．食べる障害のある高齢者に幅広く使える人気の高いスプーン．

③**万能スプーン**：箸が使えない人に便利．スプーンの形をしているので，すくう，のせるはもちろんのこと，箸のようにつまむ，フォークのように刺す，切るなどができる．フォークとスプーンを持ち替える手間はないが，使い方のコツをつかむまで少々練習が必要．

④**曲がりスプーン**：右手用，左手用とある．食べるための手の運動機能障害の人には最適で，口に運ぶ動作が簡単になる．これを使用することで，介助から自立になった事例が多い．スプーンの口先の溝が浅いので，口の開閉が困難な人には食べやすい．

⑤**握りやすいスプーン**：握力の弱い人や手指の曲がらない人に適している．

⑥**万能曲がりスプーン**：握りやすい柄，口に運びやすく曲がった柄，スプーンの先が割れているので刺す，引っ掛ける，切るなどもできる．

その他，思いのまま柄を曲げられる形状記憶スプーン，すくいやすい皿，斜めにしても器が滑らないお盆，こぼれにくい器，飲みやすいコップなども市販されている．

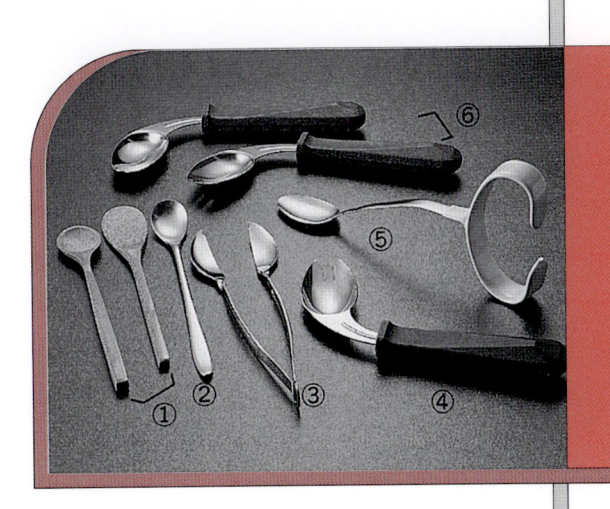

手持ちの箸，スプーン，食器などの工夫

竹の割り箸：軽く，滑らない．新しいことを学習しにくい痴呆さんや手の筋肉が弱い人に最適．滑らず摘みやすいのでめん類を食べるときには最適．

スプーン：口の開閉や筋力に合わせて一般的なカレースプーンやティースプーン，ロングスプーンを選ぶ．ペンチを使えば柄は自在に曲がる．柄が細く握りづらい場合は柄をおしぼりで包み，輪ゴムで止める．角鉢はすくいやすい皿になる．濡らしたおしぼりを器の下に敷くと滑らない．

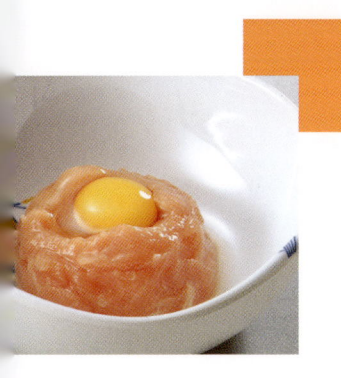

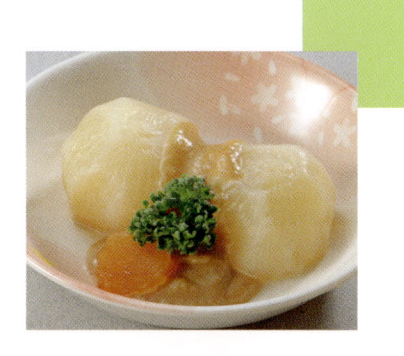

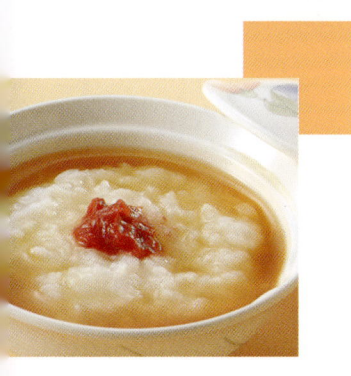

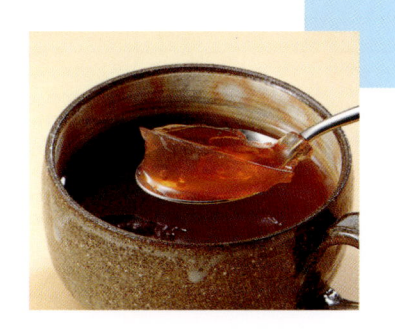

介護食献立

[一 品 料 理
組み合わせ献立]

主菜向き（たんぱく質源）　赤

魚や肉，卵，豆類の介護食．加熱すると硬くなりやすいたんぱく質性食品は，①クリーム状にする，②凝固時間を知り，加熱時間に注意する．

副菜向き（ビタミン・ミネラル源）　緑

野菜や果物，海藻類の介護食．粘度のない食品は増粘剤などを利用して口当たりのよい食感にする．また，なめらかさをだすために寒天やゼラチンを使う．

主食向き（エネルギー源）　黄

米やパン，いもなど粘度のある食品の介護食．食材のもつ粘度の調整が必要で，粘度を薄めて固めたり，粘度を生かしてとろみ汁にする．

水分補給　救命プリン

水や果汁など飲み物の介護食．水がむせて飲めない人のために初めて開発した救命食である．口当たりがソフトで，スルッとのどごしのよい物性にするのがポイントである．

栄養価欄凡例
㋓：エネルギー　㋕：たんぱく質　㋛：脂質
㋫：糖質　㋧：塩分　㋙：食物繊維

赤

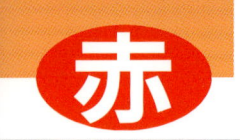

卵黄プリン

卵は加熱温度でなめらかさが違うので温度に注意

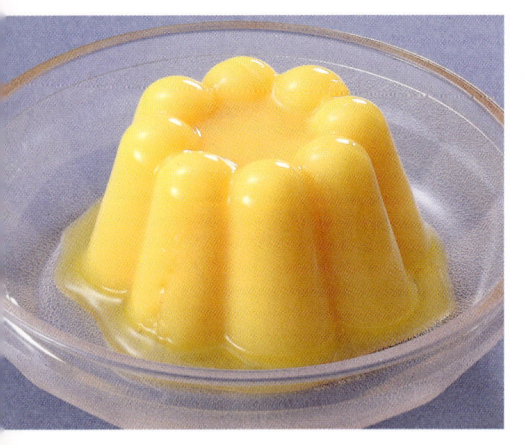

● 材料（1人分）

卵黄	15 g	水	50 ml
砂糖	12 g	粉寒天	0.2 g
塩	0.1 g		

● 栄養価：㋏101kcal/㋕2.3g/㋤4.7g/㋣12.2g/㋵0.1g/㋚0.2g

● つくり方

① 水に粉寒天を入れて火にかけ、2分くらい沸騰させ、砂糖、塩を加えてよく混ぜ、火からおろす。
② ①を60℃まで冷まし、ときほぐした卵黄を加えてよく混ぜ、裏ごしする。
③ ②を水でぬらした型に流し入れ、泡をとり、冷やし、固める。

鶏肉ととうもろこしのスープ

鶏肉のゼラチン質ととうもろこしのでん粉を合わせて

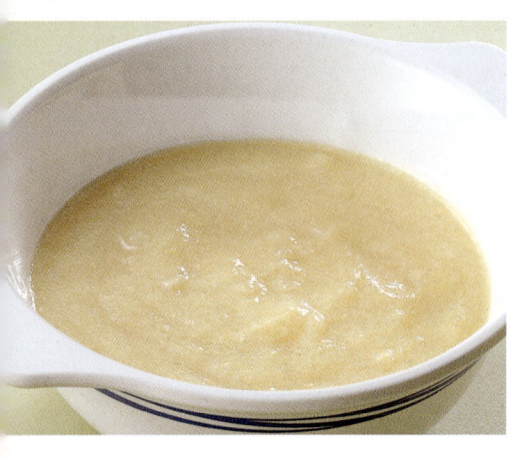

● 材料（1人分）

鶏もも肉	8 g	コンソメ	2 g
クリームコーン缶	50 g	塩	少々
卵	10 g	コーンスターチ	大さじ1/5
水	120 ml	水	大さじ1/5

● 栄養価：㋏113kcal/㋕3.8g/㋤2.2g/㋣19.3g/㋵2.6g/㋚1.1g

● つくり方

① 水120mlにコンソメを加えて、スープをつくっておく。
② ミキサーにクリームコーン、鶏肉、卵と①を入れてなめらかになるまでかけ、裏ごしし、塩で味付けする。
③ 鍋に②を入れて火にかけ、木しゃもじでよく混ぜ、煮立ってきたら水溶きコーンスターチを加えて、とろみをつけ火を止める。

牛肉ゼリー

牛すね肉を使って煮込みゼラチンを補い固めます

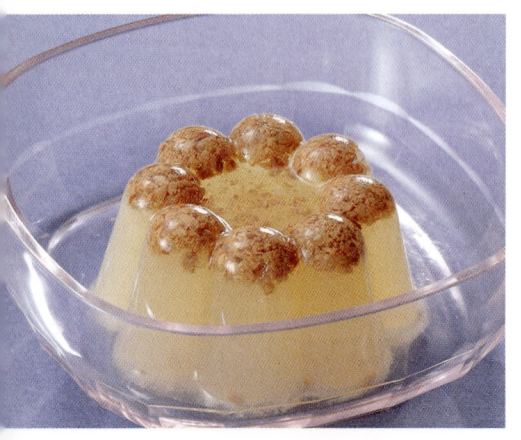

● 材料（1人分）

牛すね肉	80 g	水	160 ml
塩	1.8 g	たまねぎ	1/6個
こしょう	少々	にんじん	1/3本
ゼラチン	2 g	レモン薄切り	1枚
水	6 ml	ベイリーフ	
コンソメ	小1弱	卵白（アクとり用）	

● 栄養価：㋏127kcal/㋕19.8g/㋤4.1g/㋣1.5g/㋵3.6g/㋚0g

● つくり方

① たまねぎ、にんじん、レモンを薄切りにする。② 鍋に①と牛すね肉、ベイリーフ、コンソメ、卵白、たっぷりめの水を加えて強火で煮立て、アクをとり、火を弱めて牛肉に竹串がすっと通るまで約4時間煮込む。③ 牛肉を取り出し細かく切る。④ スープは脱脂綿でこし、160mlとり、塩、こしょうで調味し、水にふやかしたゼラチンを加え溶かす。スープが濁らないように火加減に注意する。⑤ ④を型に流し、③を入れて冷やし、固める。

● メモ

卵白はアクをよくとり込むので澄んだスープがとれる。また、圧力鍋を使うと短時間でできる。

鶏の寄せ蒸し

口当たりをよくするため肉は生肉をクリーム状にしてから加熱

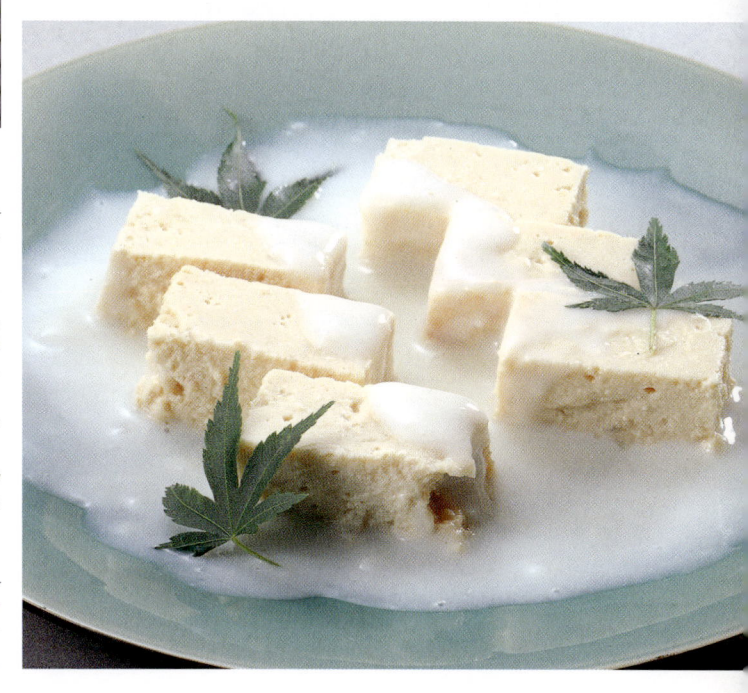

● 材料（1人分）

鶏もも肉	40 g	塩, ホワイトソース	
卵	20 g		少々
牛乳	160 g	小麦粉	4 g
吉野くず	10 g	バター	5 g
酒	10 g	牛乳	80 g
		塩	少々

● 栄養価：㊗339kcal／㋐17.5g／㊙17.5g／
㊗23.8g／㊙2.4g／㊙0.2g

● つくり方

① 鶏もも肉は皮と筋をとり，塩少々と酒につけておく．
② ①に卵，吉野くずを合わせて，フードカッターに5分くらいかけ粘りをだす．ペースト状になったら，牛乳（160 g）で少しずつのばし，塩少々で味付けし，裏ごししてなめらかにしておく．
③ バットにクッキングペーパーを敷き，②を流して10分くらい蒸す．
④ 鍋にバターを煮溶かし，小麦粉を加えて炒り，牛乳（80 g）を少しずつ加えて塩で味をつける．
⑤ ③を器に食べやすく切り分け④をかける．

● メモ

寄せものは，口内で押してつぶれず，砕けず，バラバラにならないで，変形しやすいソフトさがあり，のどをスムーズに通過できるぬめりのよい形態にする．

鶏の水炊き

じっくり煮込んで骨付き鶏肉のゼラチン質を利用します

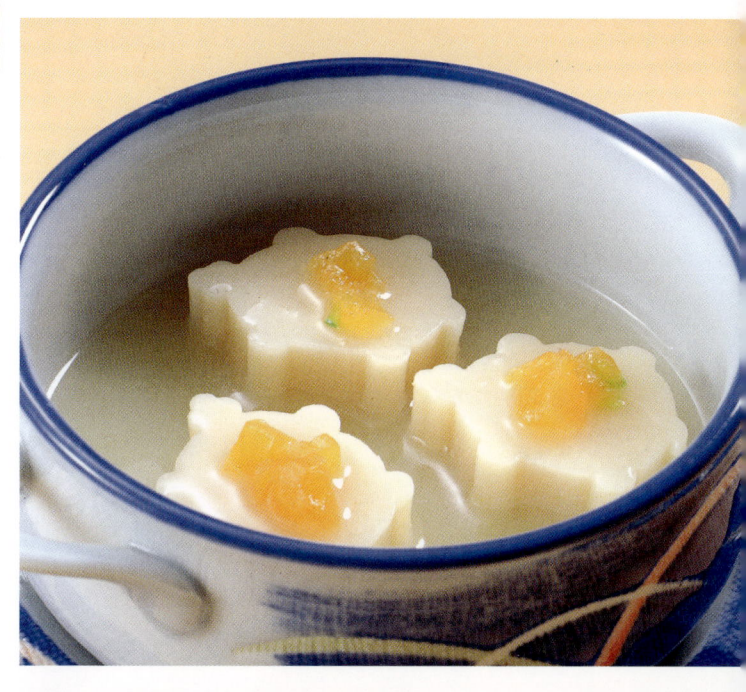

● 材料（1人分）

鶏もも肉	60 g	玄米	5 g
だいこん	80 g	塩	3 g
粉寒天	0.4 g	にんじん	3 g
水	40 ml	増粘剤	1 g

● 栄養価：㊗120kcal／㋐11.8g／㊙4.7g／
㊗6.4g／㊙3.1g／㊙1.3g

● つくり方

① 鶏もも肉はひと口大に切り，熱湯を通して霜降りにし，水に落として黄色い脂（あぶら）を取る．
② 玄米は洗って2時間くらい浸し，水を十分吸収させ大きめのガーゼ袋に入れ，口を絞る．
③ だいこんは洗って皮をむき，大きめの乱切りにする．
④ 鍋に①②③と水を入れ，煮立ったらアクをとり，軟らかくなるまで約2時間煮る．途中で玄米が軟らかくなったら木しゃもじでもんで粘りをだす．塩味をつける．
⑤ 鶏肉とだいこんを取り出し裏ごしにかけ，寒天液と合わせてバットに流し，型抜きする．器に盛り，裏ごしにかけたスープを注ぐ．
⑥ 軟らかく塩ゆでしたにんじんをフードカッターにかけ，増粘剤を加えたものを上に添える．

レバーのテリーヌ

食事量が少ないため貧血で疲れぎみの人にも食べやすい

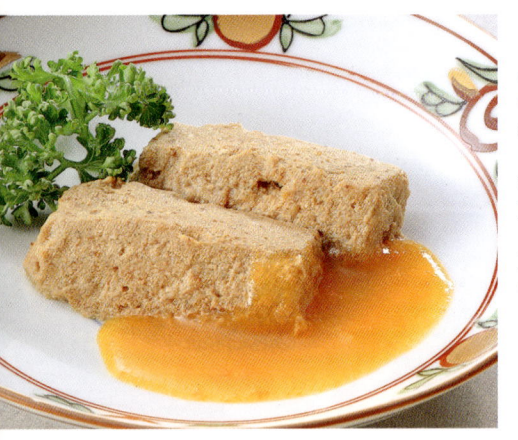

● 材料（1人分）

鶏レバー	40 g	塩	0.5 g
豆腐	40 g	ゼラチン	1 g
卵白	10 g	水	6 ml
牛乳	10 g		

● 栄養価：㋳90kcal/㋟12.5g/㋯3.6g/㋰1.1g/㋁0.6g/㋛0.2g

● つくり方

①ゼラチンに水を入れてふやかしておく。②鶏レバーをきれいにし、1cmくらいの厚さに切って水に落として血抜きし、ゆでる。③②と同量の豆腐をカッターにかける。④鍋に②と卵白、牛乳を加えてのばし、塩を加えて味付けする。荒熱がとれたら、①を加えてよくかき混ぜながら溶かす。⑤ぬらした型に④を流して固め、冷蔵庫に入れて冷やす。

● メモ

・レバーに豆腐を加えるのは、レバーの臭みをとり風味を生かすため。
・型に流して蒸すのもおいしい。その場合は好みのあんをかけると嚥下しやすい。

きんめだいの煮こごり

煮汁と一緒に魚の身も固めます

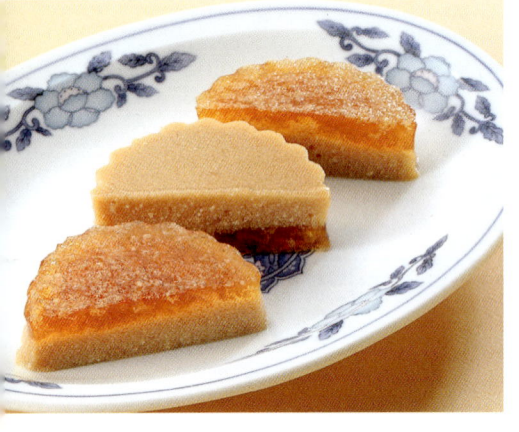

● 材料（1人分）

きんめだい	40 g	砂糖	2 g
しょうゆ	5 g	だし汁	8 ml
みりん	5 g	ゼラチン	1.6 g
酒	5 g	水	5 ml

● 栄養価：㋳81kcal/㋟9.1g/㋯1.8g/㋰4.8g/㋁4.8g/㋛1.0g

● つくり方

①水にゼラチンを入れ、ふやかしておく。②きんめだいの小骨をとりフードカッターにかける。③鍋に②を入れ、だし汁を少しずつ加えてのばし、酒、砂糖、みりん、しょうゆを加えて味をつける。裏ごししてから中火で3分くらい煮立てて泡をとる。火から下ろし、80℃くらいに冷めたら①を加えてよくかき混ぜてゼラチンを溶かす。④水でぬらした型に流して固める。冷蔵庫に入れて冷やす。型ごとに底を水につけてゆるめ、型から抜く。

● メモ

きんめだいの煮汁を冷やすと固まるが、ゆるいのでゼラチンを加えて補強する。ゼラチンは室温や体温に左右されやすいので、寒天を加えて補助するとよい。

豆腐と豆のアイスクリーム

アイスクリームは食欲をそそります

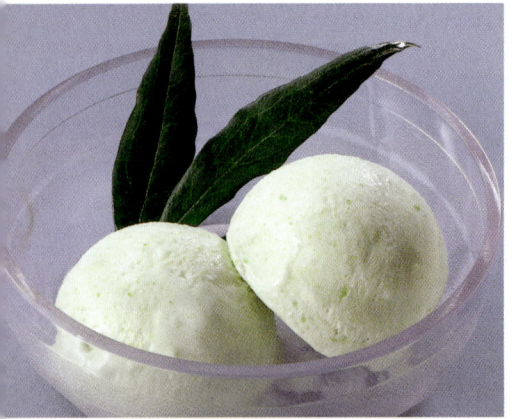

● 材料（1人分）

きぬごし豆腐	50 g	粉寒天	0.4 g
生クリーム	50 g	水	20 ml
グリンピース	20 g	砂糖	20 g

● 栄養価：㋳340kcal/㋟4.9g/㋯24.3g/㋰24.8g/㋁0.2g/㋛2.0g

● つくり方

①グリンピースに塩を少々入れ、色よく軟らかくゆでて冷まし、豆腐を加えミキサーにかけ裏ごしをする。
②水に粉寒天を入れ、2分くらい沸騰させて煮溶かし、砂糖を加え1分くらい煮溶かす。火を止め膜が張らないよう軽く混ぜ、冷ます。
③氷水に塩を入れ、①②生クリームを入れたボールをつけて、ハンドミキサーではじめは軽く混ぜる。よく混ざったところで強めに撹拌し、マヨネーズ状にする。
④氷が溶けないよう注意しながら③をつけ、約20分に1回くらいしゃもじで混ぜ合わせる。約5回繰り返す。

介護食献立

まぐろのたたき

まぐろはたたいて粘りをだし，おいしさを卵白で包みます

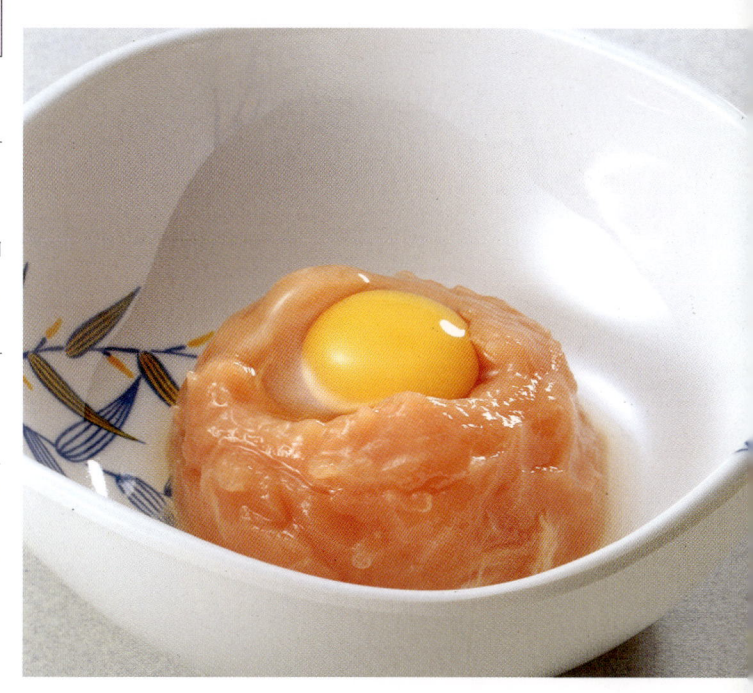

● 材料（1人分）

まぐろ	50 g	うずらの卵	1個
塩	0.5 g	しょうゆ	6 g
卵白	卵1個分		

● 栄養価：㋐101kcal／㋣19.0g／㊐2.0g／㋭0.5g／㋺0.7g／㋙0.2g

● つくり方

① まぐろの生を包丁でたたき，粘りをだす。フードカッターを使うと味が少し落ちるが，均一でソフトさが増し，ほどよい粘りがでる（まぐろの切り身に卵白としょうゆと塩を加えて回す）。
② ①を器に盛り，くぼみをつけ，うずらの卵を落とす。

● メモ

- 嚥下に障害がある人の食事は適度なソフトさと粘り，なめらかさが必要である。生のまぐろは筋をとれば軟らかく，たたくことで適度な粘りがでる。卵白を加えるとすべりがよくなり，のどごしのよい食物になる。
- とろろを卵白やだし汁でのばして粘りを弱くし，まぐろのたたきにかけて山かけにするのもよい。手に入るならば，まぐろのすき身でつくると上質のものができる。

むきがれいのもみじソースホイル蒸し

魚は卵白，野菜はマヨネーズでなめらかにします

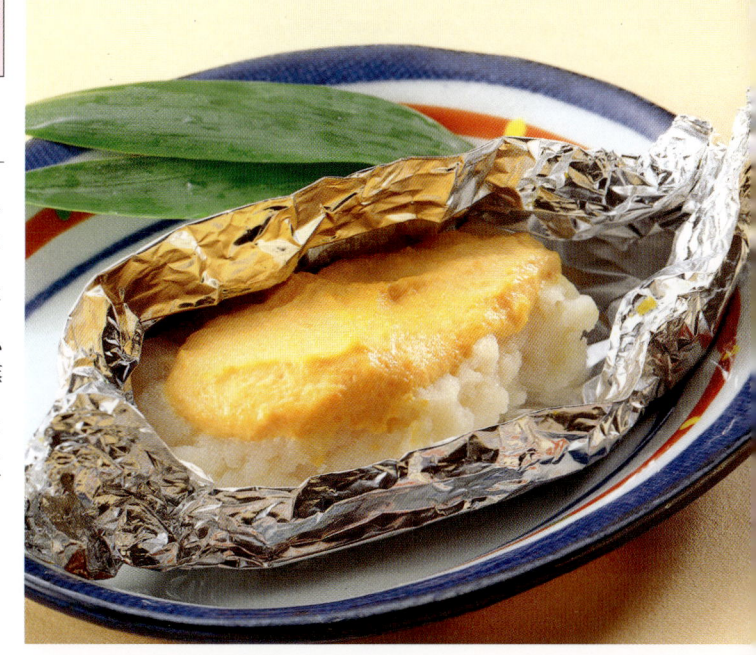

● 材料（1人分）

むきがれい	70 g	マヨネーズ	21 g
卵白	1/2個	〈あん〉	
酒	5 g	だし汁	100 ml
〈ソース〉		かたくり粉	2.5 g
にんじん	50 g		

● 栄養価：㋐243kcal／㋣16.0g／㊐15.2g／㋭8.3g／㋺0.8g／㋙1.2g

● つくり方

① にんじんは皮をむき，軟らかく下ゆでし，すり鉢ですり，マヨネーズと和えておく。フードカッターがあればフードカッターでもよい。
② むきがれい，卵白，酒をフードカッターにかけて，なめらかにしておく。
③ アルミホイルに②をのせ，その上に①をかけ，ホイルで包み，蒸し器に入れて5分蒸す。
④ 温かいうちに食べるときはそのままでもよいが，冷めてしまいそうなときは，だし汁とかたくり粉でとろみをつくり，③の上にかけると飲み込みやすくなる。

さけのムース

ムースは**介護食のレパートリーを広げました**

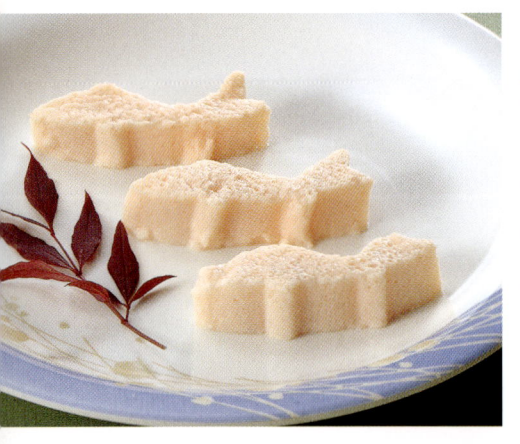

● 材料（1人分）

生さけ	60 g	牛乳	75 g
生クリーム	35 g	塩	2 g
卵白（1/2個分）	17 g	こしょう	少々
白ワイン	10 g		

● 栄養価：㋎314kcal／㋤17.1g／㋪23.4g／㋭5.0g／㋮2.4g／㋕0g

● つくり方

① さけの皮や骨をとり除き細かく切り，生クリーム，卵白，白ワイン，牛乳，塩，こしょうと一緒にフードカッターにかけ，なめらかになるまで5分くらいかける．
② ①をさらになめらかにするために裏ごしして，サラダ油を内側にぬった型に流し入れる．
③ ②を蒸し器に入れ，"す"が立たないように弱火で10分蒸す．

● メモ

コンソメスープに増粘剤などを加えて，とろみをつけてあんにし，ムースを包みながら食べると食べやすい．

えびだんご

えびを食べやすくカッターにかけてまとめます

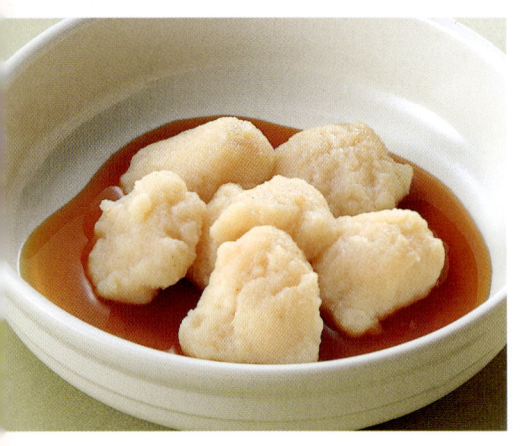

● 材料（1人分）

むきえび（冷凍）	100 g	酢	5 g
卵（1/2個分）	25 g	水	45 ml
かたくり粉	5 g	みりん	9 g
塩	0.5 g	かたくり粉	3 g
〈あん〉		水	5 g
しょうゆ	9 g		

● 栄養価：㋎159kcal／㋤17.7g／㋪3.3g／㋭11.9g／㋮1.7g／㋕0.1g

● つくり方

① むきえびをフードカッターに入れ，卵，かたくり粉，塩を加えてなめらかになるまで5分くらいかける．② ①を裏ごしして筋をとり除いておく．③ 沸騰した湯に食べやすい大きさになるように②をスプーンですくって落とし入れ，全体に火が入ったらくずさないように穴あきおたまですくい，水気をきっておく．④ しょうゆ，酢，水，みりんを鍋で温め，水溶きかたくり粉でとろみをつける．⑤ ④のあんを器に適量入れ，その上に③をのせる．

● メモ

えびは加熱する前にミキサーにかけるとなめらかになる．とろろいもを同量加えるとさらにソフトになる．

親子蒸し

お粥の上に具をのせて，どんぶりの型にこだわってみました

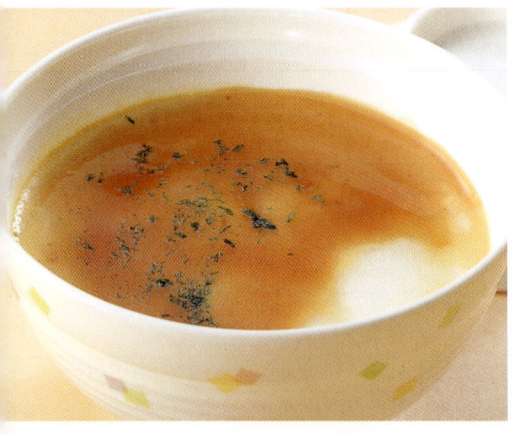

● 材料（1人分）

米	35 g	しょうゆ	12 g
水	160 ml	砂糖	5 g
鶏肉（皮なし）	20 g	酒	5 g
たまねぎ	20 g	だし汁	100 ml
卵	20 g	吉野くず	3 g

● 栄養価：㋎235kcal／㋤9.5g／㋪4.2g／㋭36.9g／㋮1.9g／㋕0.7g

● つくり方

① 全粥を裏ごしにかけ，ペースト粥をつくる．② だし汁に砂糖，しょうゆ，酒を入れて煮立て，煮汁をつくる．半量は別の器にとっておく．薄切りしたたまねぎを入れ軟らかくし，ミキサーにかける．③ 鶏肉は筋をとり，細かく切ってフードカッターにかけ，さらに裏ごしし，割りほぐした卵を少しずつ混ぜ込み，②でのばす．④ ①をどんぶりに入れ，③を上にかけ，蒸し器に入れ，沸騰したら中火にして10分くらい蒸す．⑤ とっておいた煮汁を煮立て，水溶き吉野くずを加えてとろみをつけ，④にかける．お粥と別盛りにしてもよい．

魚のとろろ蒸し

魚だけでは固くなります．とろろを加えてソフトに

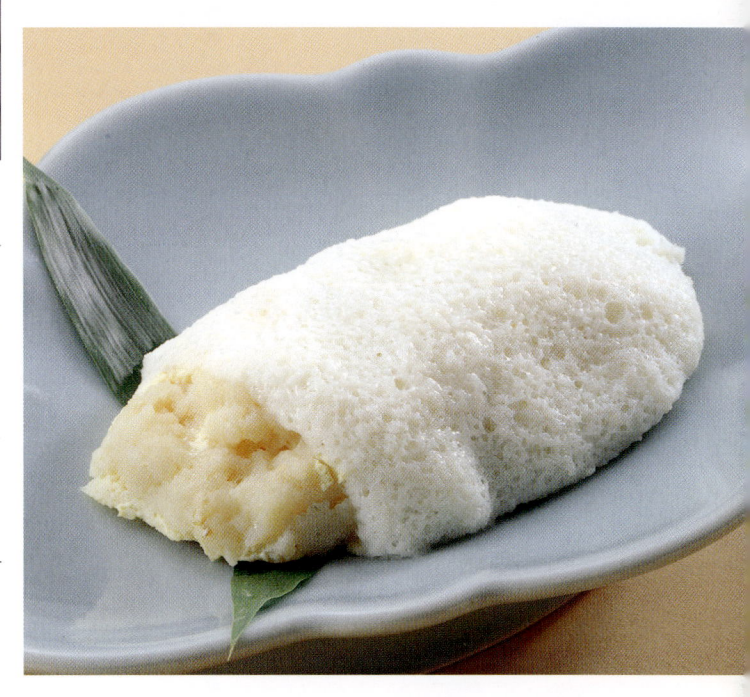

● 材料（1人分）

やまいも	60 g	だし汁	30 ml
白身魚	60 g	〈くずあん〉	
卵（1個）	50 g	吉野くず	2 g
牛乳	50 g	みりん	1 g
酢	3 g	しょうゆ	1 g
酒	10 g	だし汁	100 ml
塩	1 g	塩	0.5 g

● 栄養価：㋞215kcal/㋚17.4g/㋛6.3g/㋠18.4g/㋝1.6g/㋡0.7g

● つくり方

① 魚は骨を抜き，塩少々をし，同量の水で割った酒につけておく．
② やまいもは皮をむき酢水につけてアクをぬき，水洗いし小さく切ってフードカッターにかけ，卵白，塩，だし汁，みりんを加えよく混ぜ合わせる．
③ ①をフードカッターにかけ，卵黄，牛乳を加えよくかき混ぜる．
④ 器に③を盛り，上から②で包むようにかけ，蒸し器に入れて6〜8分蒸す．
⑤ 蒸し器から出し，くずあんをかける．

● メモ

魚ととろろを合わせて蒸してもよい．また，魚，とろろ，くずあんを合わせてすり，流し汁にしてもよい．

博多寄せ

色よく味よくまとめます．赤や緑などの色彩は食欲を増します

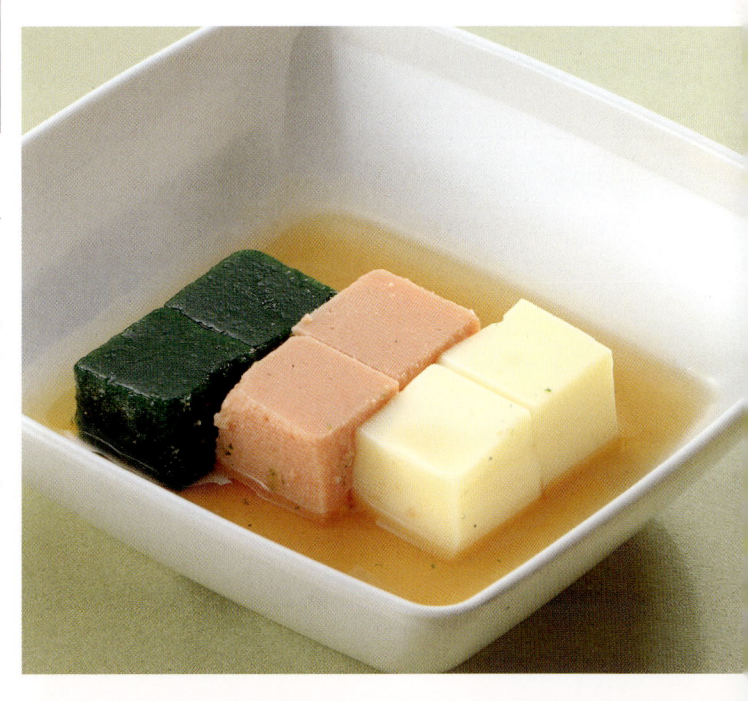

● 材料（1人分）

スモークサーモン		〈くずあん〉	
	30 g	吉野くず	2 g
卵豆腐	40 g	しょうゆ	6 g
ほうれんそう	40 g	水	100 ml
粉寒天	0.4 g	みりん	12 g
だし汁	60 ml		

● 栄養価：㋞83kcal/㋚10.8g/㋛3.5g/㋠1.8g/㋝2.4g/㋡1.7g

● つくり方

① だし汁に粉寒天を入れて2分くらい沸騰させ，2つに分ける．
② スモークサーモンを細かく切り，フードカッターにかけ裏ごしし，①の半量に加えてかき混ぜながら約5分煮，荒熱をとってから水にぬらした型に入れる．
③ ほうれんそうも軟らかくゆで3〜4cmくらいに切り，スモークサーモンと同様につくる．
④ 市販の卵豆腐と②③の大きさをそろえて器に盛り，くずあんをかける．

緑

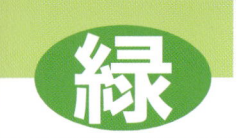

ほうれんそうの寄せもの
葉や茎は食べにくい形態なのでカッターにかけ寒天で寄せます

● 材料（1人分）

ほうれんそう	40 g	水	50 ml
水（ミキサー用）	40 ml	コンソメ	0.3 g
粉寒天	0.25 g		

● 栄養価：㋰11kcal/㋣1.3g/㋺0.1g/㋭1.7g/㋾0.1g/㋡1.6g

● つくり方
①鍋に，たっぷりの熱湯をわかし，塩少々を入れ，水洗いしたほうれんそうを根元から入れ，軟らかめにゆでる．すぐに水につけてさらし，アクがとれたら水気をきって2～3cmくらいに切り，フードカッターに水とともに入れる．
②鍋に水と粉寒天を入れ，かき混ぜながら2分くらい沸騰させ，コンソメを加えて味をつける．①を加えて混ぜ，煮立ててつやをだし火から下ろす．
③こし器を通して型に流す．表面にできた泡をきれいにとり，荒熱がとれたら冷蔵庫で冷やし，固める．

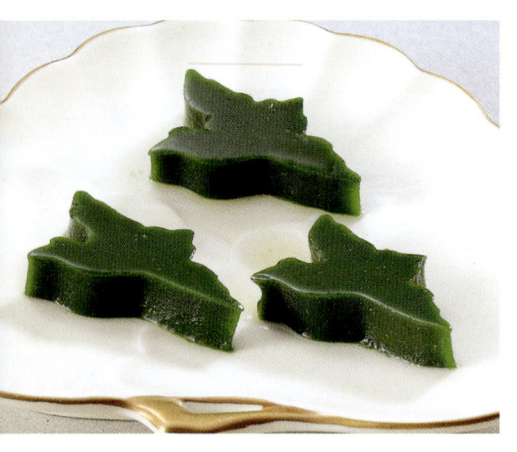

わかめの寒天寄せ
咀嚼しにくいわかめはクリーム状にして寄せます

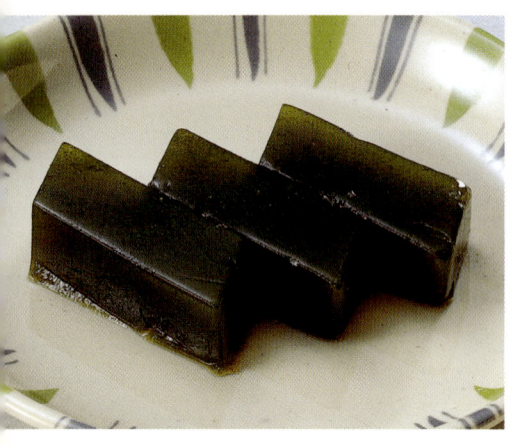

● 材料（1人分）

生わかめ	10 g	粉寒天	0.4 g
みりん	3 g	〈割りじょうゆ〉	
しょうゆ	3.6 g	しょうゆ	2 g
酒	2 g	酒	2 g
だし汁	60 ml	みりん	2 g
削り節	0.2 g	だし汁	8 ml

● 栄養価：㋰20kcal/㋣0.9g/㋺0g/㋭3.1g/㋾1.0g/㋡0.6g

● つくり方
①生わかめはよく洗い，適当な大きさに切ってから，だし汁30mlを合わせてフードカッターにかける．
②残りのだし汁で粉寒天を煮溶かし，①を合わせて5分くらい軽く煮る．しょうゆ，酒，みりんで調味する．
③ ②をぬらした型に流し入れ，表面の泡をとり除き，軽くかき混ぜ荒熱がとれたら冷やし，固める．
④ ③を器に盛り，割りじょうゆをかける．

● メモ
ゆでた葉物野菜の葉の部分やさしみのそぎ切りなどヒラヒラしたものは，嚙みにくく，のどにつまらせやすい形態である．

野菜の白和え寒天寄せ
盛りつけの色彩を考えて各食材を寄せたりソースにします

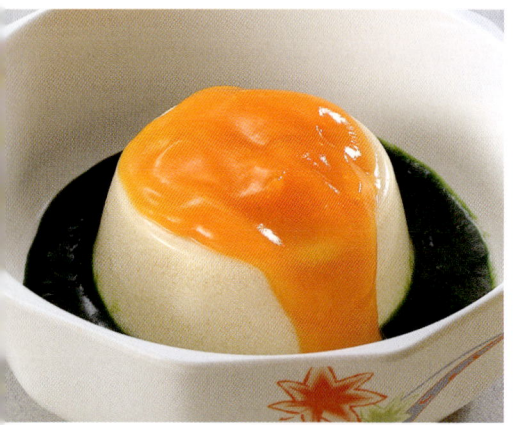

● 材料（1人分）

豆腐	50 g	砂糖	5 g
あたりごま	5 g	薄口しょうゆ	5 g
にんじん	10 g	粉寒天	0.5 g
青菜	5 g	水	50 ml

● 栄養価：㋰94kcal/㋣5.1g/㋺5.1g/㋭8.0g/㋾0.8g/㋡2.1g

● つくり方
①豆腐は湯通しし，冷まして水気をとる．
②ごまは炒ってすりつぶし，①を入れてすり混ぜ，砂糖，薄口しょうゆでで，調味する．
③にんじんはゆでてミキサーにかけてソースをつくる．
④青菜はゆでてミキサーにかけてソースをつくる．
⑤水に粉寒天を入れ煮溶かし，①を加えてよく混ぜ，火を消し，ぬらした型に流し，荒熱がとれたら冷やし，固める．
⑥皿に④のソースをしいて⑤をカップから出して盛りつけ，その上に③のソースをかける．

じゃがいも，にんじん，いんげんの寄せ合わせ

食材の持ち味を生かすために一つずつ寄せます

● 材料（1人分）

じゃがいも	100 g	しょうゆ	6 g
にんじん	10 g	塩	1 g
いんげん	5 g	だし汁	適量
砂糖	4 g	増粘剤	適量

● 栄養価：㋑100kcal/�582.7g/㊛0.2g/㋰21.9g/㊩1.9g/㊧1.5g

● つくり方
① 鍋にじゃがいも，にんじんとひたひたのだし汁を入れて火にかけ，軟らかくなったら調味する．
② いんげんは，沸騰した湯に塩を加えて軟らかくゆでて，ミキサーにだし汁10gと増粘剤を入れてかける．
③ ①をそれぞれミキサーに煮汁と増粘剤を入れてかける．
④ ①のじゃがいもをアイスディッシャーで形をつくり，皿に盛る．にんじんもラップで茶きんにして，皿に盛る．
⑤ ②のいんげんは，④に少しかけるように流しかけて盛り合わせる．

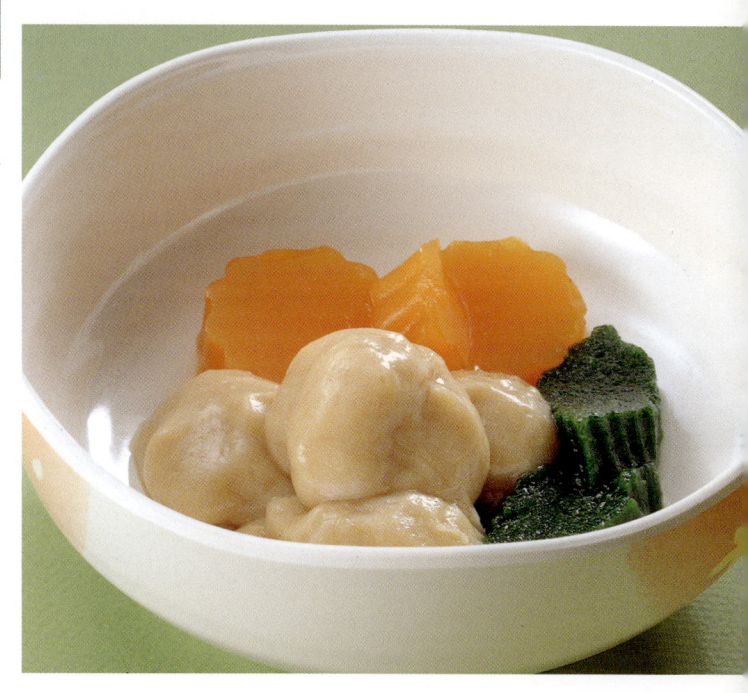

カリフラワー寄せなめこあんかけ

なめこのぬめりは強いので一度弱めてから再調整します

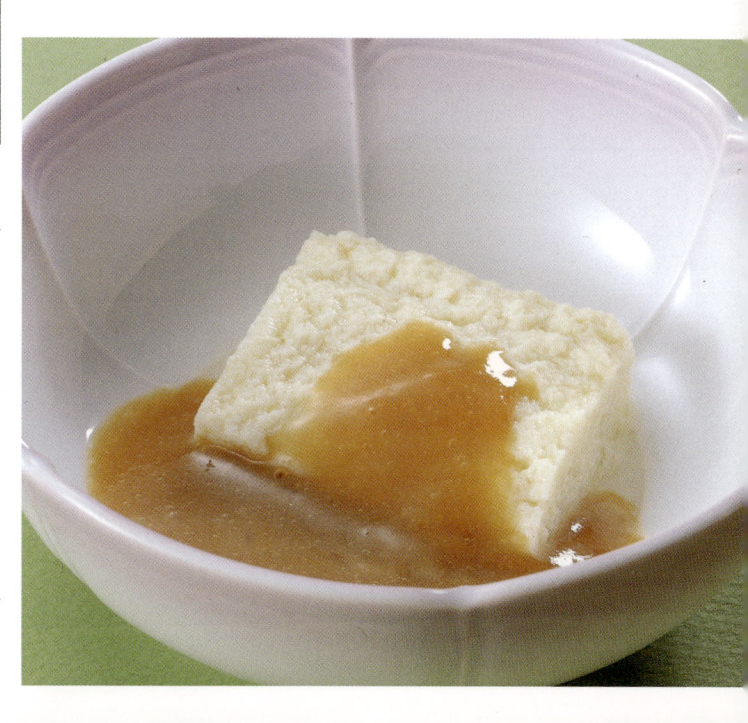

● 材料（1人分）

カリフラワー	50 g	〈くずあん〉	
だし汁	100 ml	生なめこ	20 g
塩	1 g	みりん	12 g
みりん	1 g	塩	1 g
酒	1 g	吉野くず	2 g
卵白	60 g	溶き水	小1

● 栄養価：㋑76kcal/�582.2g/㊛0.1g/㋰9.6g/㊩2.3g/㊧1.6g

● つくり方
① 湯に小麦粉，酢，塩少々を入れ，カリフラワーを軟らかくなるまでゆで，水にさらし，ざるにあげ水気をきる．② だし汁を煮立て，①と塩，みりん（1g），酒を入れて味付けし，ミキサーにかけ，こし器でこす．卵白を溶きほぐし，こしたものと混ぜ，型に流して15分くらい蒸す．③ 生なめこは，沸騰した湯で3分くらいゆで，水にさらしざるにあげ，水気をきりフードカッターにかけてこす．鍋に移して，みりんと塩で味付けし，かき混ぜながら，なめこのぬめりをみて，沸騰したところへ水溶き吉野くずを加え，とろみをつけ，②にかける．

● メモ
なめこのぬめりをみて，くず粉の量を調節する．

なすの寒天寄せ（甘みそがけ）

なすは隠し包丁を入れてよく煮込むだけでもよい

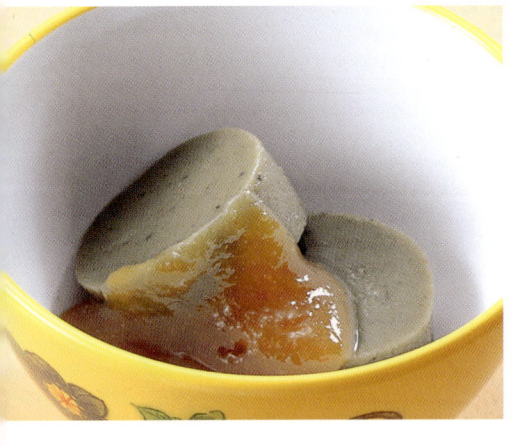

● 材料（1人分）

なす	80 g	みりん	10 mℓ
サラダ油	8 g	粉寒天	1 g
みそ	15 g	水	75 mℓ
砂糖	10 g		

● 栄養価：㋰109kcal/㋟2.4g/㋺0.5g/㋷23.1g/㋝0.9g/㋫3.1g

● つくり方
① なすは皮をむき，30分くらいアクぬきをする．
② ①を180℃くらいの油でさっと素揚げをする．
③ なすをミキサーにかけて，とろりとさせる．
④ 水の中に粉寒天を入れ，2分くらい沸騰させてから③のなすを入れ，よく混ぜる．
⑤ ④を裏ごししながら，ぬらした型に流し，荒熱がとれたら冷蔵庫で冷やし，固める．
⑥ 甘みそは，みそ，砂糖，みりんを合わせ，火にかけてよく混ぜる．
⑦ ④が固まったら，食べやすい大きさに切り器に盛り，上から甘みそをかける．

はくさいの土佐和え

はくさいを軟らかくゆで，削り節も一緒に寄せます

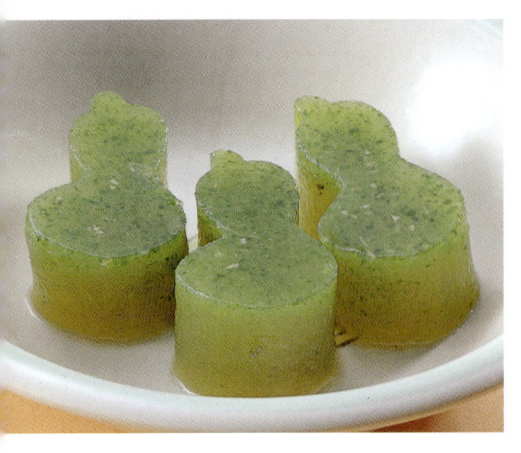

● 材料（1人分）

はくさい	60 g	だし汁	5 mℓ
削り節	5 g	粉寒天	1 g
みりん	1 g	水	75 mℓ
しょうゆ	3 g	塩	1 g

● 栄養価：㋰29kcal/㋟4.7g/㋺0.2g/㋷2.5g/㋝1.4g/㋫1.5g

● つくり方
① はくさいを5cmくらいに切り，よく洗ってからゆでる．
② 鍋でだし汁を沸騰させ，削り節を入れて火を止め，こし器でだしをこす．
③ ②の中にみりん，しょうゆ，塩を入れてよく混ぜる．
④ ①をよくしぼり，③と和え，フードカッターにかけ，ペースト状にする．
⑤ 鍋に水と粉寒天を入れて火にかけ，よく溶けたら④を入れてよく混ぜる．
⑥ ぬらした型に流し，荒熱がとれたら冷蔵庫で冷やす．
⑦ 固まったら形を抜き，器に盛る．

とうがんの吉野汁

くず粉のとろみは時間が経過しても物性が変化しにくい

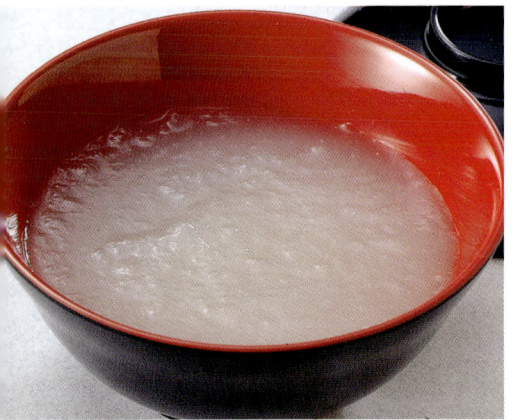

● 材料（1人分）

とうがん	80 g	みりん	2 g
だし汁	120 mℓ	吉野くず	5 g
塩	0.5 g	水	5 mℓ
酒	5 g		

● 栄養価：㋰36kcal/㋟0.3g/㋺0.1g/㋷7.2g/㋝0.5g/㋫0.6g

● つくり方
① とうがんは皮をむき，3cm幅の厚さ2mmに切り，熱湯の中に入れて軟らかくなるまでゆがき，裏ごしにかける．
② 鍋にだし汁を入れてみりん，酒，塩で味付けし（吸い物くらい），煮立て，水溶きの吉野くずを入れてとろみをだす．
③ ②の中に①を入れる．

● メモ
裏ごしにかけたとうがんにくずあんをかけるのもよい．

しいたけのバター寄せ

咀嚼しにくい食材もカッターにかければ食べられます

● 材料（1人分）

生しいたけ	40 g	水	40 ml
サラダ油	1.2 g	粉寒天	0.4 g
バター	2 g	水	40 ml
しょうゆ	3 g		

● 栄養価：㋓29kcal/㋣1.1g/㋻2.9g/㋠2.7g/㋹0.5g/㋷1.9g

● つくり方
① しいたけの軸をとって4つ切りにする．
② フライパンを熱し，サラダ油，バターを入れ，そこにしいたけを入れてしんなりするまで中火で炒めて，しょうゆで味付けして火を止める．
③ ②と水をフードカッターにかける．
④ 鍋に水と粉寒天を入れて2分くらい沸騰させ，③を加えてひと煮立ちしたら火を止める．
⑤ 水でぬらした型に流し，表面の泡をとり除き，荒熱がとれたら冷蔵庫で冷やし，固める．

● メモ
しいたけのように嚙みにくいものでもフードカッターにかけ，油を加えることで飲み込みやすくなる．

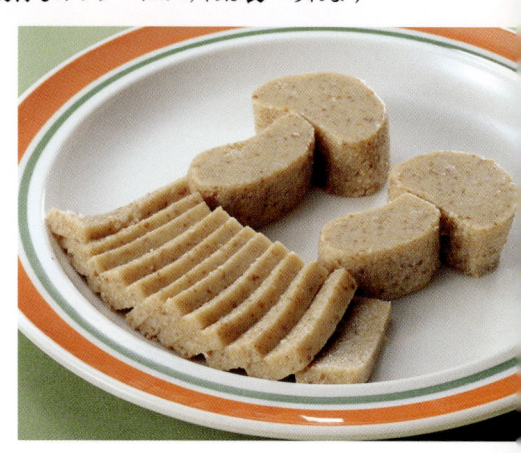

ぜんまいの煮つけ

フードカッターにかけて裏ごしすると口当たりがよくなります

● 材料（1人分）

ぜんまい	40 g	しょうゆ	5 g
にんじん	10 g	だし汁	50 ml
油揚げ	3 g	酒	3 g
砂糖	3 g	粉寒天	1 g
みりん	3 g	水	75 ml

● 栄養価：㋓48kcal/㋣1.9g/㋻1.1g/㋠7.7g/㋹0.9g/㋷1.1g

● つくり方
① ぜんまい，にんじん，油揚げはそれぞれ千切りにして，下ゆでをする．
② ①をだし汁で少し煮てから，調味料を加え，さらに煮る．
③ ②をフードカッターでペースト状にする．
④ 鍋に水，粉寒天を入れて沸騰させてよく溶かし，③を入れてよく混ぜ，ぬらした型に流し，荒熱がとれたら冷蔵庫で冷やし，固める．
⑤ ④が固まったら，型抜きで形をとり器に盛る．

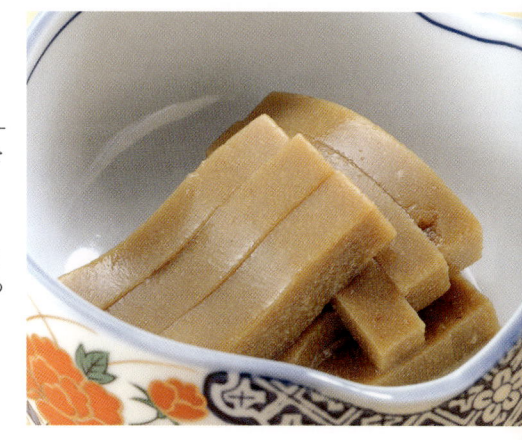

うどの甘酢寄せ

繊維質の春野菜も介護食になります

● 材料（1人分）

〈甘酢〉		〈黄身酢〉	
うど	40 g	卵黄	8 g
砂糖	10 g	酢	3 g
塩	0.3 g	砂糖	5 g
酢	20 g	塩	0.5 g
水	20 ml	だし汁	3 g
		粉寒天	0.25 g
		水	50 ml

● 栄養価：㋓95kcal/㋣1.5g/㋻2.5g/㋠16.7g/㋹1.0g/㋷0.6g

● つくり方
① うどは皮をむき，酢水につけてアクをぬき，軟らかくゆでて水にさらし，ざるにあげ水気をきって，水少々を加えてフードカッターにかける．② 甘酢の材料を鍋に全部入れて火にかけ，かき混ぜて溶かし，沸騰寸前に火を止め，冷ます．鍋に黄身酢の材料を入れて湯せんにかける．とろみがでたら冷ます．③ 別の鍋に水と粉寒天を入れて2分くらい沸騰させ，①を加えてかき混ぜ，火を止め，こす．水でぬらした型に流し，荒熱がとれたら冷蔵庫に入れ冷やし，型から出して黄身酢をかける．

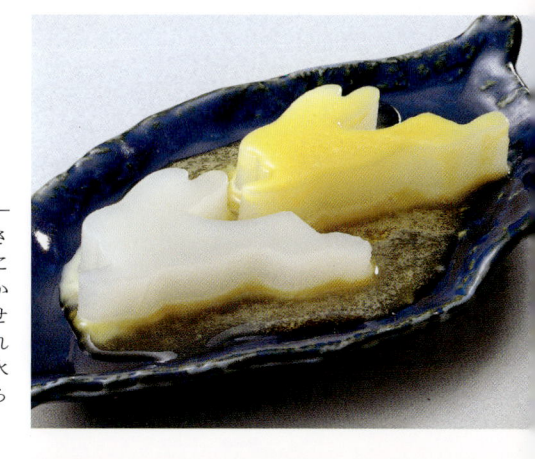

かぼちゃプリン

すりつぶすだけでも食べやすくもっとも好まれる介護食です

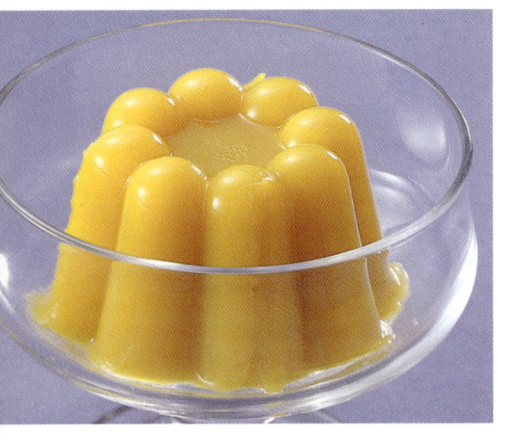

● 材料（1人分）

かぼちゃ	80 g	水	40 ml
牛乳	80 g	バター	1 g
砂糖	10 g	塩	0.2 g
粉寒天	0.4 g		

● 栄養価：㋛125kcal/㋜3.5g/㋐3.6g/㋑20.3g/㋒0.3g/㋓2.1g

● つくり方

①かぼちゃの皮を少し厚めにむき，中の種をスプーンできれいに取り，5mm厚さに切り，蒸し器で15分くらい竹串が通るまで蒸す。
②フードカッターに牛乳と①を入れ，クリーム状にする。
③鍋に水と粉寒天を入れ，2分くらい沸騰させ，②と砂糖，バター，塩を加え軽く沸騰させ，つやをだし，火を止める。
④水でぬらした型に流し表面の泡をとり，荒熱がとれたら冷蔵庫で冷やし，固める。

ひじきの炒り煮寄せ

ひじきやにんじん，油揚げを混ぜて寄せたほうがおいしい

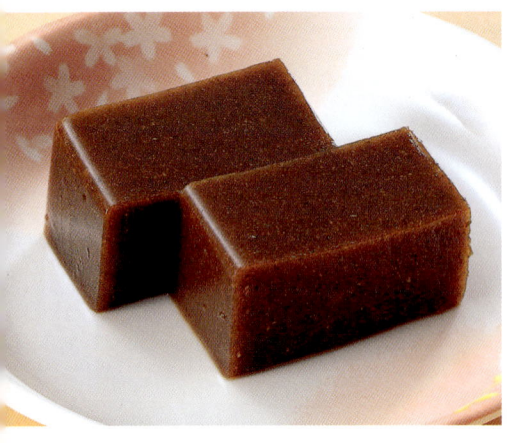

● 材料（1人分）

ひじき	3 g	酒	1 g
にんじん	10 g	みりん	1 g
油揚げ	5 g	砂糖	2 g
サラダ油	2 g	粉寒天	0.2 g
しょうゆ	2 g	だし汁	40 ml

● 栄養価：㋛52kcal/㋜1.5g/㋐2.7g/㋑4.8g/㋒0.4g/㋓1.7g

● つくり方

①ひじきは水につけてもどす。にんじんは千切り，油揚げは湯がいて小口切りにする。②鍋に油をしき，①を炒め，だし汁を加え軟らかくなるまで煮る。途中で調味料を加え，味を整える。③フードカッターに煮汁ごと②を入れ，カッターが回る程度のだし汁を加えて回す。④鍋にだし汁と粉寒天を入れ加熱し，2分くらい沸騰させ，③を加えてよくかき混ぜ，軽く沸騰させる。⑤型に④を流し，表面の泡をとり，荒熱がとれたら冷蔵庫で冷やし，固める。

● メモ

ひじきの炒り煮やきんぴらごぼうのように混ざった料理は，そのままフードカッターにかけて寄せたほうがおいしい。

きんぴらごぼうの寒天寄せ

炒めるときに使う油はすべりをよくし，のどごしがよくなる

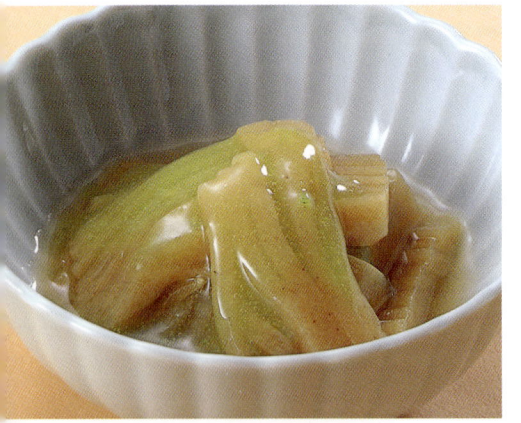

● 材料（1人分）

ごぼう	40 g	みりん	2 g
にんじん	10 g	サラダ油	2 g
きぬさや	5 g	粉寒天	1 g
砂糖	3 g	水	85 ml
しょうゆ	5 g	酒 2g, 水	5 ml

● 栄養価：㋛64kcal/㋜1.9g/㋐1.1g/㋑12.2g/㋒0.9g/㋓4.6g

● つくり方

①ごぼう，にんじんはサラダ油で炒め，酒，水を入れて軟らかく煮る。②①の中に砂糖，しょうゆ，みりんを入れて煮る。③②をフードカッターにかけ，ペースト状にする。④鍋に水，粉寒天を入れて沸騰させてよく溶かし，③を入れてよく混ぜる。⑤④を水でぬらした型に流し，荒熱がとれたら冷蔵庫で冷やし，固める。⑥さやは軟らかく塩ゆでし，フードカッターにかけてペースト状にする。⑦⑤を食べやすいように切り器に盛り，色どりに⑥のソースをかける。

かぶのごまあんかけ

かぶも皮を厚くむき軟らかく含め煮にすると食べられます

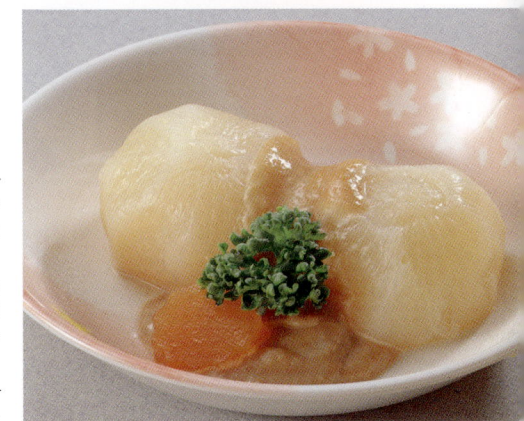

● 材料（1人分）

かぶ	100g	〈ごまあん〉	
米のとぎ汁	適量	あたりごま	30g
だし汁	60ml	かぶの煮汁	40ml
みりん	12g	砂糖	10g
塩	0.05g	塩	0.05g
しょうゆ	1g	しょうゆ	2g
		みりん	2g

● 栄養価：㋛271kcal/㋫7.2g/㋠16.4g/㋳23.8g/㋹0.3g/㋻5.4g

● つくり方

①かぶは皮をむき、ひたひたの米のとぎ汁で十分軟らかくなるまで煮て、竹串が軽くすっと通るまで下ゆでする．水に落としてざるにあげ、水気をきる．②鍋にだし汁と①を入れて沸かし、みりん、塩、しょうゆを入れて味付けし、煮立ったら中火にして踊らないように落としぶたをして味を含ませる．③別の鍋であたりごまにかぶの煮汁を少しずつたらしながらのばし、火にかけて煮立て、軟らかくなったら火を止め、かぶの上にかける．

● メモ

かぶやだいこん、なすなどを崩れるくらいに煮ると、ほどよく飲み込みやすい形態になる．梅酢や酢みそなど、とろみのあるあんをかけて楽しみたい一品である．

にんじんゼリー

にんじんのにおいはレモン汁でとります

● 材料（1人分）

にんじん	20g	ゼラチン	1.6g
砂糖	5g	水	80ml
レモン汁	5ml		

● 栄養価：㋛67kcal/㋫10.5g/㋠0.1g/㋳6.6g/㋹0.5g/㋻0.1g

● つくり方

①水にゼラチンを入れ、ふやかしておく．
②にんじんは軟らかくゆでてからフードカッターにかけ、鍋に移し、水を砂糖と加えて温め、荒熱をとり、①のゼラチンを入れてかき混ぜ、溶かす．
③レモン汁を加えて、にんじんの臭みをとる．
④カップに流し、荒熱がとれたら冷蔵庫で冷やし、固める．

● メモ

ゼラチンの場合は、沸騰させると固まらないので、温度に注意する．

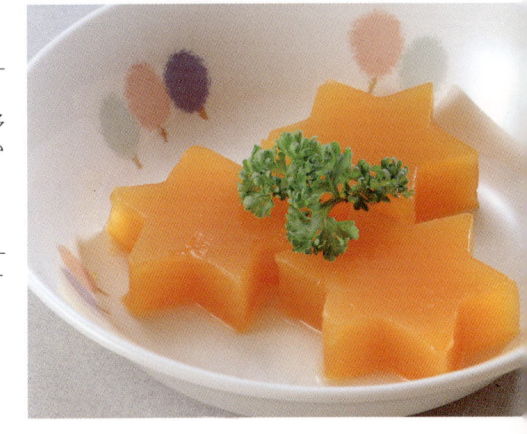

おろしりんごのゼリー寄せ

口当たりのよい甘さとすっぱさがのどごしをよくします

● 材料（1個分）

ジャネフおろしりんご缶	30g	粉寒天	0.4g
		砂糖	10g
水	50ml	塩	0.1g

● 栄養価：㋛70kcal/㋫1.5g/㋠0g/㋳12.8g/㋹0.1g/㋻0.4g

● つくり方

①鍋に水、粉寒天を入れ、火にかけ沸騰させてよく溶かす．
②①の中におろしりんごと砂糖、塩を入れ、よくかき混ぜて火を止める．
③②を水でぬらした型に流し、表面の泡をとり除き、荒熱がとれたら冷蔵庫で冷やし、固める．

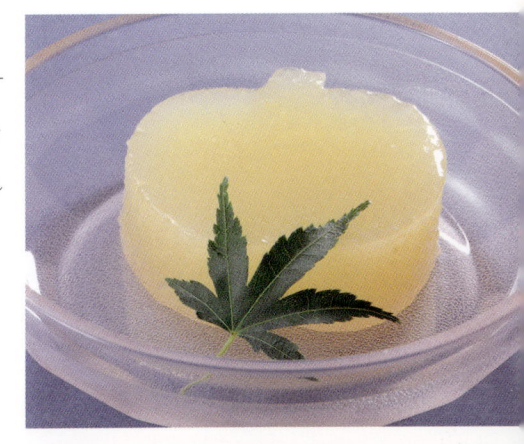

黄

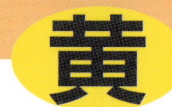

とろろ汁

とろろは粘りが強いとのどごしがわるいので注意

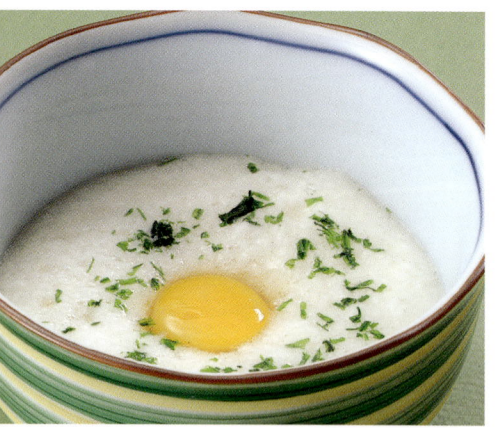

● 材料（1人分）

やまといも	50g	しょうゆ	1g
卵白(1/2個)	17g	うずらの卵	1個
だし汁	120ml	あおのり	少々
塩	1g		

● 栄養価：㋳59kcal/㋣4.0g/㋰0.3g/㋮10.5g/㋵1.3g/㋸0.7g

● つくり方

① やまといもは皮をむき，酢を入れた水に1時間くらいつけてアクぬきをする．
② ①をおろし金ですりおろし，卵白，だし汁，塩とともにフードカッターにかけ，しょうゆは香りがつく程度入れる．
③ 盛りつけたら中央に少し穴をあけ，うずらの卵を入れ，あおのりを少しふる．

● メモ

やまといもはとろろになっている市販の冷凍食品を使うと便利である．粘度のない食材にとろろを加えると，食材のもつ味を損なうこともなくソフトでのどごしのよい物性になるので，介護食にはよく使われる．

さといものごま汁

ごま汁にさといもでとろみをつけた栄養価の高い一品

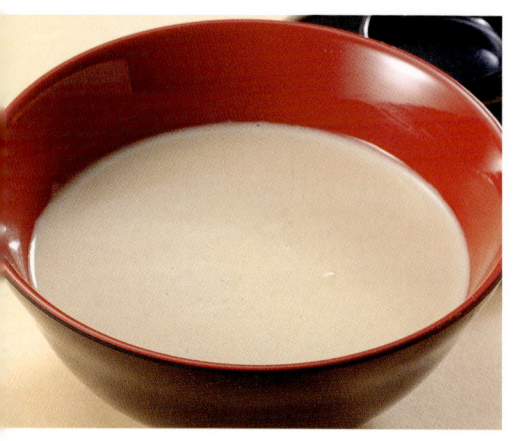

● 材料（1人分）

さといも	60g	みそ(小1⅓)	8g
白ごま(すりごま)	20g	だし汁	120ml

● 栄養価：㋳173kcal/㋣7.0g/㋰11.8g/㋮11.3g/㋵0.9g/㋸4.3g

● つくり方

① さといもは皮をむき，洗って適当な大きさに切り，水を加えて火にかける．煮立ったら火を止め，水洗いしてぬめりをとる．
② 鍋に①とだし汁を入れて軟らかく煮，さといもだけ取り出して熱いうちに裏ごしにかけ，ふたたび鍋に戻す．
③ ごまはから炒りし，フードカッターにかける．あたりごまを使ってもよい．
④ ②を煮立たせ，みそと③を加えてひと煮立ちさせたら火を止め，こし器を通して椀に盛る．

● メモ

さといもは粘度があるので，適度のとろみにのばすことができる．すりつぶして和え衣にするのもよい．

じゃがいもの冷やしスープ

増粘剤や寒天などを使わなくてもそのままでのどごしがよい

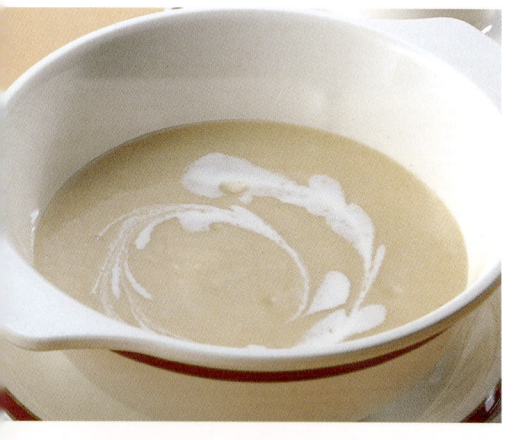

● 材料（1人分）

じゃがいも	50g	塩	0.3g
たまねぎ	25g	水	80ml
生クリーム	20g	鶏がらスープ	50g
バター	2g	野菜くず	少々
サラダ油	2g		

● 栄養価：㋳163kcal/㋣1.6g/㋰12.3g/㋮10.8g/㋵5.1g/㋸0.9g

● つくり方

① たまねぎはみじん切りにする．② じゃがいもは皮をむき適当な大きさに切り，水に放してアクをとる．放しすぎると硬くなるので注意する．③ 鳥がらと野菜くずを静かに煮立て，スープをつくる．④ 厚手の鍋を温め，バターを溶かして，①をすきとおるまで炒める．②と③を加えて煮立たせ，アクをよくとる．火を少し弱め，じゃがいもが軟らかくなるまでよく煮込む．じゃがいもが軟らかくなったら塩を入れ，味をつける．⑤ ミキサーにかけクリーム状にし，こし器にかけ器に盛り冷やす．生クリームを加え，冷蔵庫に入れる．

● メモ

でん粉質の多いいも類の料理には，とくに増粘剤は使わない．

白粥の梅あんかけ

白粥は時間の経過で物性が変化するので注意

● 材料（1人分）

米	35 g	塩	0.4 g
水	270 ml	しょうゆ	3 g
梅肉	3 g	酒	2 g
〈銀あん〉		みりん	3 g
だし汁	50 ml	かたくり粉	5 g

● 栄養価：㊩154kcal/㊧2.6g/㊤0.5g/㊖32.4g/㊕1.1g/㊙0.4g

● つくり方

①米を洗い，土鍋に米と米の容量の6倍の水を入れ，2時間くらい浸して十分水を吸収させておく．②①を強火にかけ，沸騰を5〜6分続けて弱火にし，40分くらいこげないように煮る．米粒がよく膨らみおもゆが白くとろっとしたら火を止め，ふたをし，約15分蒸らす．③梅干しの種をとり除き，梅肉を包丁でたたいて練る．④銀あんは別の鍋にだし汁と調味料を加えて味をつけ，煮立ててから水溶きかたくり粉を加えてとろみをつける．⑤②を器に盛り，③を天盛りし④をかける．

● メモ

お粥は時間の経過に合わせて物性が変化するので，あんで調整しながら食べる．お粥とお粥の間にゼリー食を入れるとのどを通過しやすくなるといわれている．

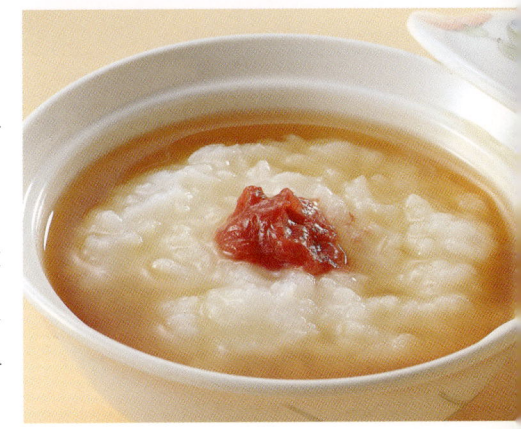

雑炊の茶碗蒸し

一品で多種類の栄養がとれます．食事摂取量が少ない人に

● 材料（1人分）

はいが米	30 g	きぬさや	1 g
だし汁	200 ml	卵	30 g
鶏肉	15 g	塩	0.5 g
にんじん	5 g	〈銀あん〉	
しいたけ	5 g	白粥の梅あんと同様	

● 栄養価：㊩203kcal/㊧9.6g/㊤4.4g/㊖29.0g/㊕1.0g/㊙0.8g

● つくり方

①米は軽く洗い，ざるにあげて水をきり，土鍋に入れ，冷ましただし汁を加えて2時間くらい浸しておく．②にんじん，しいたけ，きぬさやは米粒大に切り，下ゆでする．③鶏肉は筋と皮をとり除き，細かく切って少量の塩と酒，水を合わせた中に漬けて味をしみ込ませてからフードカッターにかける．④①を強火にかけ，5〜6分沸騰させたら弱火にし，焦がさないように40分煮る．途中で③としいたけを加えてアクをとり，軟らかくし，きぬさやと割りほぐした卵を加えて軽く混ぜ，火を止めてふたをし，20分くらい蒸らす．

● メモ

牛乳粥にすると不足しがちなカルシウムを補うことができる．

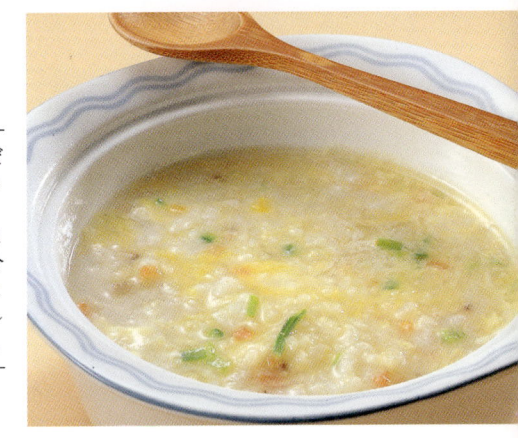

小田巻き蒸し

うどんがすすれない人でもこうすれば食べられます

● 材料（1人分）

ゆでうどん	60 g	だし汁	150 ml
えび	20 g	塩	0.2 g
卵（1個）	50 g	しょうゆ	6 g
にんじん	10 g	酒	3 g
しいたけ	5 g	みりん	6 g

● 栄養価：㊩177kcal/㊧11.1g/㊤6.1g/㊖16.3g/㊕1.5g/㊙0.9g

● つくり方

①ゆでうどんは短く切る．にんじん，しいたけは短い線切りにする．②えびは背わたをとってきれいに洗い，少量の塩，酒，みりんとともにフードカッターにかける．③鍋にだし汁と①を入れて軟らかく煮る．途中で塩と酒，みりんで味をつけ，香り程度にしょうゆを加える．④卵をよく割りほぐした中に塩を入れて味をつけただし汁と，②を加えて混ぜ合わせる．⑤蒸し碗に③を盛り，④を加えて蒸し器に入れ，沸騰したら中火にして，80℃くらいで約12〜13分蒸す．

● メモ

固形物が飲み込めない人の場合は，うどんもミキサーにかけるか，うどんをつぶしながら食べるとよい．

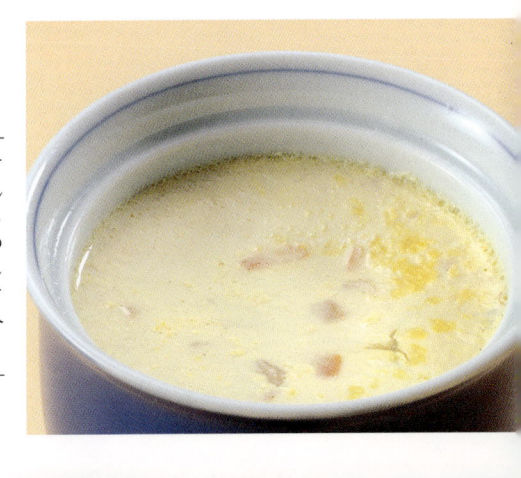

吉野くずの冷やしだんご

吉野くずにふつうより多めの水を加えてだんごにします

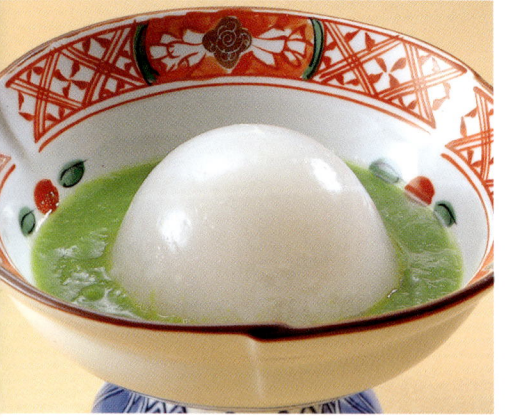

● 材料（5人分）

吉野くず	100 g	〈あん〉	
水	400 ml	グリンピース	100 g
砂糖	100 g	砂糖	50 g
		水	100 g
		吉野くず	15 g

● 栄養価：㋲213kcal/㋟1.5g/㊞0.1g/㋸51.8g/㋛0g/㋚1.5g

● つくり方
①鍋に吉野くずと水を入れて湯せんにかけ，腰がでるように約20分練り込む．砂糖を加え甘味をつける．
②①をバットに流し，蒸し器に入れ，沸騰したら中火にし，12〜13分蒸し，だんご型にし，冷蔵庫で固める．
③グリンピースは色よくゆで，フードカッターにかける．
④鍋に水，砂糖，③を入れて煮立たせ，水溶き吉野くずを加え，とろみをつける．
⑤③を器に盛り，④をかける．

さといものみたらしだんご

さといもの粘りとぬめりを利用してだんごにしました

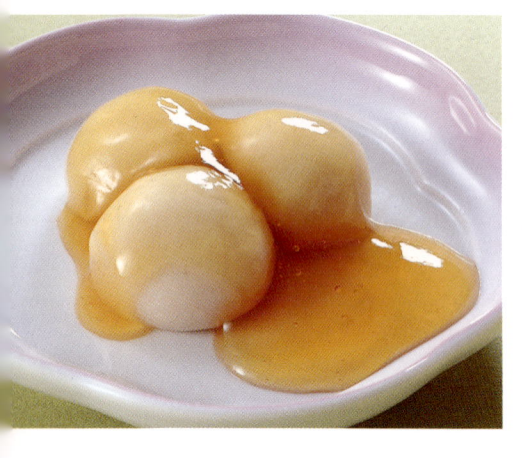

● 材料（1人分）

さといも	100 g	水	50 ml
だし汁	50 ml	砂糖	5 g
砂糖	10 g	しょうゆ	2 g
塩	2 g	かたくり粉	2 g
しょうゆ	1 g	水	2 ml
増粘剤	3 g		

● 栄養価：㋲126kcal/㋟2.8g/㊞0.2g/㋸29.0g/㋛2.5g/㋚1.9g

● つくり方
①さといもは皮をむき塩でもみ洗いし，米のとぎ汁で軟らかくなるまでゆで，ざるにあげ余分なぬめりをとる．②鍋に①とだし汁，砂糖（10g），塩，しょうゆを入れて弱火で煮つめて下味をつけておく．③フードカッターに②を入れて回し，増粘剤を加えてよく混ぜる．④③を8等分にし，ぬれたスプーンでだんごにしながら器に盛りつける．手でするとベタついてしまうので注意．⑤鍋に水，砂糖（5g），しょうゆ（2g）を入れ煮立て，水溶きかたくり粉を加えてとろみをつけ，④にかける．

● メモ
介護食は形がなくなるのが欠点なので，できるだけもとの形に戻し，視覚から嚥下反射を促すのも工夫の一つ．

じゃがいも寄せの梅ソース

じゃがいもは冷たく寄せてもおいしい

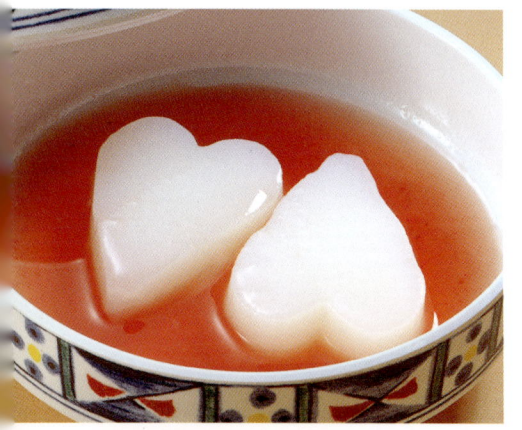

● 材料（20人分）

じゃがいも	500 g	〈梅ソース〉	
水	600 ml	梅肉	50 g
粉寒天	4 g	みりん	230 g
水	900 ml	砂糖	70 g
砂糖	30 g		

● 栄養価：㋲1366kcal/㋟10.8g/㊞1.4g/㋸293.5g/㋛10.3g/㋚2.3g

● つくり方
①じゃがいもは皮をむき約20分ふかす．ミキサーに入れ，水と一緒にかける．②鍋に粉寒天と水を入れ，かき混ぜながら2分くらい沸騰させる．①と砂糖を加えて軽く沸騰させながら約5分煮込む．火からおろし荒熱をとってから，ぬらしたバットに流し入れ，表面の泡をとり除く．軽くかき混ぜ，約40℃になったら固まりはじめるので，冷めたら冷蔵庫に入れて冷やす．③鍋に梅肉，みりん，砂糖を入れて火にかけ練り上げる．②を器に取り，梅ソースをかける．

● メモ
いも類はゆっくり冷ますのがコツ．急激に冷ますとひび割れたり味が落ちるので注意する．

カステラプリン

パサパサしたカステラに水分を加えてのどごしよく

● 材料（1人分）

カステラ	30 g	コンデンスミルク	10 g
牛乳	200 g	コーンスターチ	2 g
卵	20 g	水	10 ml
〈ミルクあん〉			
牛乳	50 ml		

● 栄養価：㋛333kcal/㋐15.2g/㋓13.0g/㋕37.8g/㋠0.4g/㋛0g

● つくり方
①カステラを牛乳に1時間くらいつけてよくふやかす。ミキサーにかける。
② ①に卵を加えてよく混ぜ、裏ごしし、バターをぬった器に入れて蒸す。
③鍋に牛乳、コンデンスミルクを入れ、火にかけ煮立ったら水溶きコーンスターチでとろみをつけて火からおろし、②にかける。

● メモ
カステラは栄養価の高い食物であるが、嚥下障害のある人には食べにくい形態である。水分を加えて寄せ直すとよい。

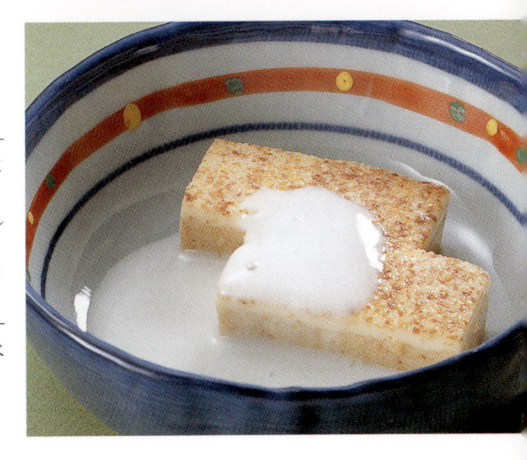

フレンチトースト

パンを牛乳に長くひたすのが口当たりをよくするコツ

● 材料（1人分）

6枚切りトースト1枚		砂糖	30 g
（耳を切り落として）		塩	1 g
	35 g	サラダ油	8 g
卵	1個	バター	5 g
牛乳	200 g		

● 栄養価：㋛524kcal/㋐15.3g/㋓25.8g/㋕56.6g/㋠1.9g/㋛0.9g

● つくり方
①卵をよくほぐして牛乳、砂糖、塩とよく混ぜておく。
②食パンの耳を切り落としてから3等分に切り分けて①に浸し、落としぶたをして30分くらいおく。
③フライパンを火にかけ、サラダ油、バターを加えて弱火にし、②のパンをくずれないように並べ、両面を軽く火が通るように焼き、残りの浸し汁を入れてパンの水分を残すようにし、こがさないよう気をつけながら5分くらい焼く。

● メモ
パンをカップに移して電子レンジにかけて、パン粥にしたり、蒸してパンプリンにしても食べやすい。

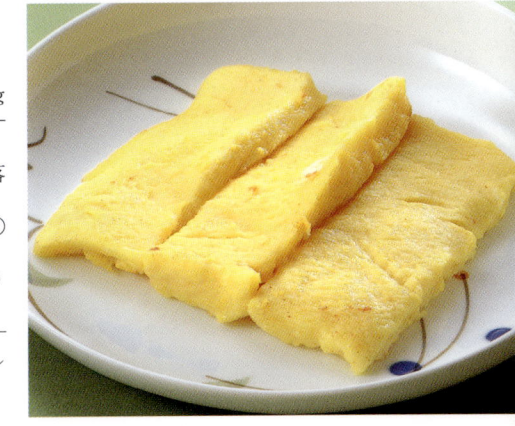

さつまいもの水ようかん

のどごしのわるい焼きいもも、こうすれば食べられます

● 材料（1人分）

さつまいも	50 g	粉寒天	0.4 g
砂糖	15 g	水	100 ml
水あめ	10 g	くちなしの実	少々
塩	0.5 g		

● 栄養価：㋛117kcal/㋐0.5g/㋓0.1g/㋕29.2g/㋠0.4g/㋛1.0g

● つくり方
①さつまいもは皮を厚めにむき、1cm幅に切り水につけ(約1時間)、アクをぬく。鍋にいもと水、くちなしの実を割り入れ、軟らかくゆでる。きれいな黄色になったら、えぐ味をぬき、色止めのため水に落とし、ざるにあげる。
②鍋に水と砂糖を入れ、火にかけ蜜をつくり①を入れ、煮立ったら弱火にし、味を含ませ水あめを入れてつやをだし火を止め、蜜をきりミキサーにかける。
③鍋に水と粉寒天を入れ、かき混ぜながら2分くらい沸騰させ、②と残った蜜を加えて練り、塩で味を整え火を止め、荒熱をとり、型に流し表面の泡をとり冷蔵庫で冷やす。

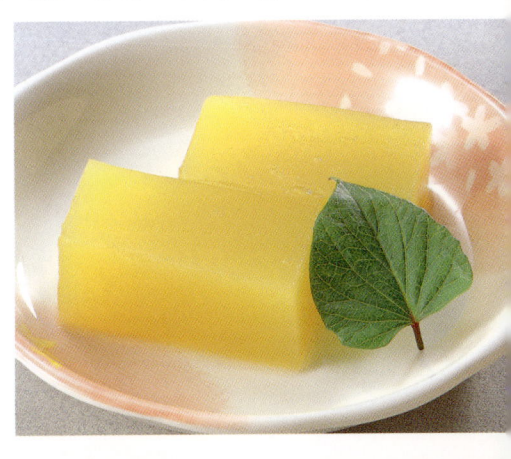

救命プリン

ヨーグルトゼリー

プレーンヨーグルトに甘みを加え寄せてのどごしよく

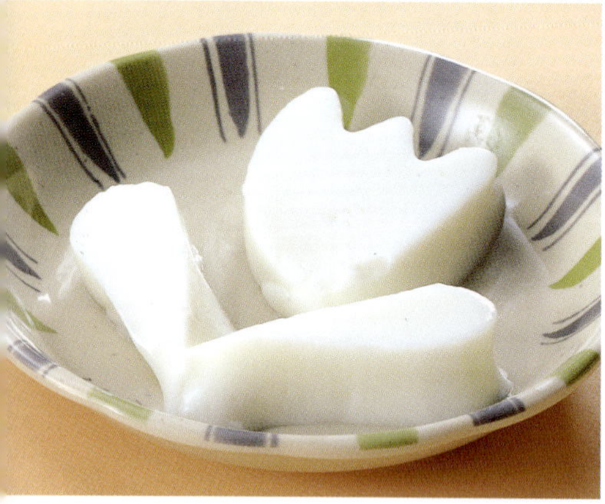

● 材料（1人分）

ヨーグルト	200ml	粉ゼラチン	4g
オリゴ糖	10g	水	30ml

● 栄養価：㊓134kcal/㋟9.8g/㊫6.0g/㊯10.0g/㊮0.2g/㊐0.2g

● つくり方

①粉ゼラチンを水でふやかし，湯せんにかけて溶かす．
②プレーンヨーグルトにオリゴ糖を加えてかき混ぜる．
③ ②に①を加えてかき混ぜ，ぬらした型に流して固める．

ミルクプリン

牛乳にゼラチンを加えて飲みやすく工夫しました

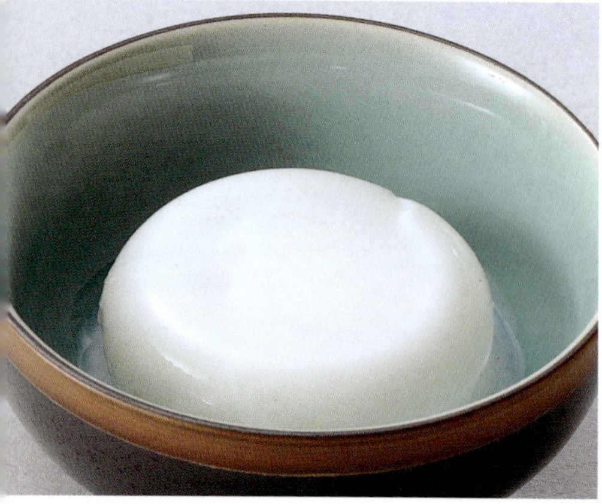

● 材料（1人分）

牛乳	300g	粉ゼラチン	5g
砂糖	9g	水	15ml

● 栄養価：㊓61kcal/㋟3.2g/㊫2.7g/㊯5.7g/㊮0g/㊐0g

● つくり方

①水に粉ゼラチンを入れて，ふやかしておく．
②鍋に牛乳，砂糖を入れて煮溶かす．70°Cくらいに冷ましたら，①を加えてよくかき混ぜながら溶かす．
③ぬらした型に②を流して，荒熱がとれたら冷蔵庫に入れて冷やし，固める．
④型の底を湯にさっとつけて抜き，器に盛る．

● メモ

粘度のない牛乳をゼラチンで寄せると，ふわっとした食感になる．急ぐ場合は，氷水に型ごと入れると早く固まる．ただし，ゼラチン寄せは，ゆっくり固めたほうがおいしい．ゼラチン寄せは，夏場は室温で溶けやすいので，牛乳に増粘剤を加えて寒天で寄せるとよい．

レモンシャーベットソフト

のどごしのよい酸味をソフトに仕上げました

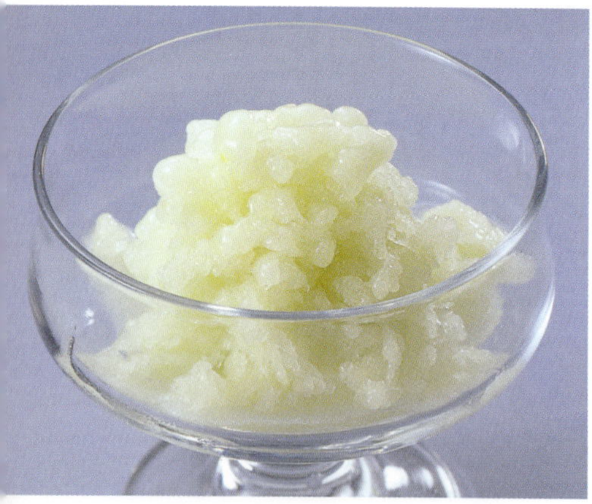

● 材料（1人分）

レモン汁	15g	水	80ml
砂糖	15g	粉ゼラチン	12g
卵白	10g	水	36ml

● 栄養価：㊓108kcal/㋟11.2g/㊫0g/㊯16.0g/㊮0.1g/㊐0g

● つくり方

①水に粉ゼラチンを入れ，ふやかしておく．②鍋に水と砂糖を入れて火にかけ，砂糖が溶けたら弱火にして，シロップをつくる．火を止め，80°C くらいになったら，①を加えてよく溶けるまでかき混ぜる．③ 40°C くらいになったら，レモンの絞り汁を加えて混ぜる．④ ③をこし器を通してバットに流し，バットごと氷水につける．固まりかけたら，フォークなどで崩すことを3～4回繰り返す．⑤卵白を泡立てメレンゲにし，固まりかけた④に混ぜ込み，冷凍庫に入れて冷やし，固める．

● メモ

食べるとき，室温に戻し，軽く溶けたらフォークで軽くほぐす．きめ細かで口当たりがソフトなシャーベットになる．

水ゼリー(オリゴ糖入り)

水やお茶を飲むとむせて飲めない人に

● 材料（1人分）

粉ゼラチン	5 g	水	350 ml
水	15 ml	オリゴ糖	80 g
粉寒天	1 g		

● 栄養価：㋓201kcal/㋩4.2g/㊗0g/㋠58.3g/㊛0g/㋜0.8g

● つくり方
①水15mlに粉ゼラチンを入れてふやかしておく．
②鍋に水と粉寒天を入れて火にかけ，かき混ぜながら2分くらい沸騰させ，火から下ろす．オリゴ糖を入れてよく混ぜ，80℃くらいに冷めたら①を加えてよく溶かす．水でぬらした型に流し入れ，表面の泡をとり除き，荒熱がとれたら冷蔵庫で冷やし，固める．

● メモ
水やお茶などがむせて飲み込みにくい人には，食物を口から食道へ滑らかに移動できる粘弾性のある寄せもの，またはとろみ状にする．

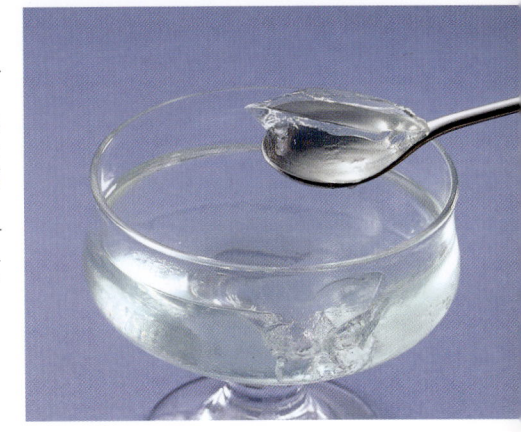

ウルトラポカリゼリー

発熱や発汗時の水分補給に．お茶よりたくさん飲めます

● 材料（1人分）

介護食用ウルトラ寒天	1 g	ポカリスエット	200 g

● 栄養価：㋓54kcal/㋩0g/㊗0g/㋠13.4g/㊛0.2g/㋜0g

● つくり方
①介護食用ウルトラ寒天をポカリスエットの中へ入れる．
②2〜3回かき混ぜ，ラップをかけ，電子レンジで約2〜3分(沸騰する)温める．
③電子レンジから②を出し，スプーンで1〜2分よくかき混ぜる．
④荒熱がとれたら，冷蔵庫で冷やす．

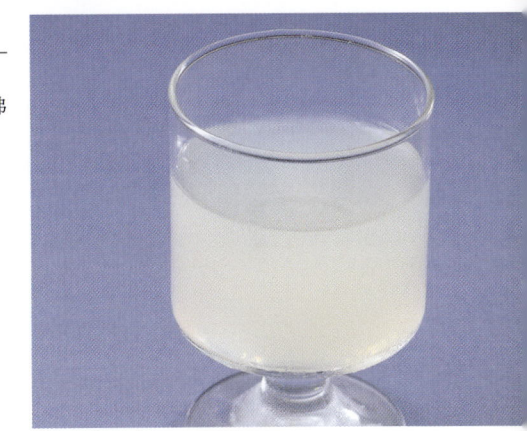

ウルトラお茶ゼリー

ウルトラ寒天を使ってソフトでなめらかなゼリーに

● 材料（1人分）

介護食用ウルトラ寒天	1 g	番茶	125 ml

● 栄養価：㋓0kcal/㋩0g/㊗0g/㋠0g/㊛0g/㋜0g

● つくり方
①介護食用ウルトラ寒天を番茶の中へ入れる．
②2〜3回かき混ぜ，ラップをかけ，電子レンジで約2〜3分(沸騰する)温める．
③電子レンジから②を出し，スプーンで1〜2分よくかき混ぜる．
④荒熱がとれたら冷蔵庫で冷やす．

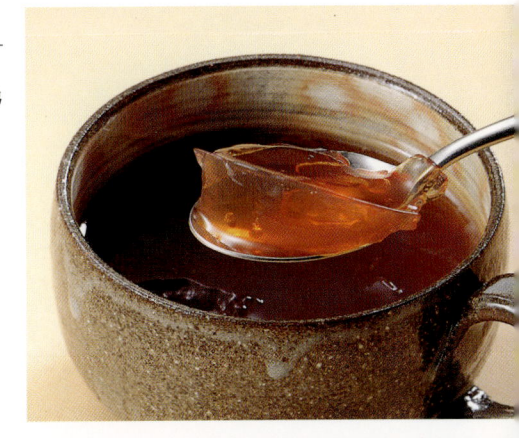

ぶどうジュースゼリー

お年寄りの好きなぶどうやメロンもゼリーにして食べられます

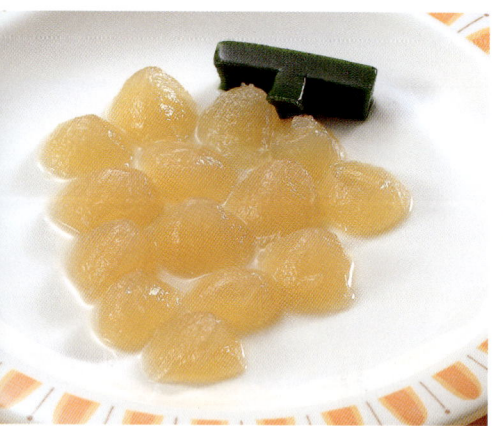

● 材料（100 ml カップ 9 個分）

巨峰（皮と種をとり除く）	500 g	砂糖	100 g
水	400 ml	塩	1 g
粉寒天	4 g	粉ゼラチン	5 g
		水	15 ml

● 栄養価：(エ)664kcal/(た)2.5g/(脂)1.0g/(糖)174.1g/(塩)1g/(食)5.2g

● つくり方

①水 15 ml に粉ゼラチンを入れ、ふやかしておく。
②巨峰の皮と種をとり除き、ミキサーにかけて、裏ごししておく。
③鍋に水 400 ml と粉寒天を入れ、2 分くらい沸騰させる。
④ ③の中に砂糖と塩を加えてよく混ぜて溶かす。
⑤ ④の中に巨峰汁を加えてすばやく混ぜ合わせて火を止める。
⑥水でぬらしたカップに⑤を流し、表面の泡をとり除き、荒熱がとれたら冷蔵庫に入れて冷やし、固める。
⑦ブドウの形に盛り付ける。

● メモ

巨峰ジュースを使ってもよい。

ウルトラピーチゼリー

もも果汁はそれだけでもむせずに飲める果汁です

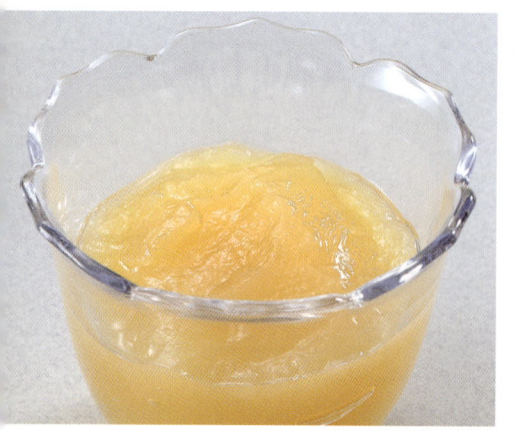

● 材料（1 人分）

ネクター（ピーチ）	250 g	介護食用ウルトラ寒天	2 g

● 栄養価：(エ)138kcal/(た)0.5g/(脂)0.3g/(糖)34g/(塩)0g/(食)1.8g

● つくり方

①介護食用ウルトラ寒天をネクターの中へ入れる。
②2～3 回かき混ぜ、ラップをかけ、電子レンジで約 2～3 分（沸騰する）温める。
③電子レンジから②を出し、スプーンで 1～2 分よくかき混ぜる。
④荒熱がとれたら冷蔵庫で冷やす。

トマトジュースゼリー

トマトジュースを寒天で寄せてのどごしをよくします

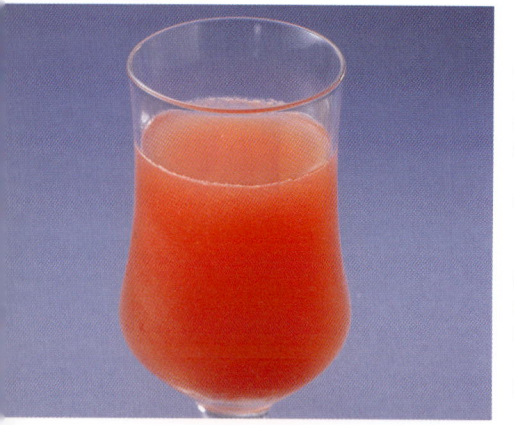

● 材料（100 ml カップ 1 個分）

トマト（へたをとり）	50 g	砂糖	12.5 g
		塩	0.25 g
粉寒天	0.5 g	粉ゼラチン	5 g
水	50 ml	水	15 ml

● 栄養価：(エ)56kcal/(た)0.3g/(脂)0g/(糖)14.4g/(塩)0.25g/(食)0.2g

● つくり方

①水 120 ml に粉ゼラチンを入れ、ふやかしておく。
②トマトのへたをとり、ぶつ切りにしてフードカッターにかけて裏ごししておく。
③鍋に水 50 ml と粉寒天を入れて 2 分くらい沸騰させ、砂糖、塩を加えて①を入れ、沸騰直前に火を止める。荒熱がとれたらゼラチンを加えて、かき混ぜて溶かす。
④水でぬらしたカップに②を流し、表面の泡をとり除き、荒熱がとれたら冷蔵庫で冷やし、固める。

● メモ

トマトジュースを使うと簡単にできる。また、寒天液と一緒に軽く沸騰させるとできあがりの色が鮮やかになる。

組み合わせ献立

四季の行事食

ひなまつり　春

寄せずし
菜の花のお浸し
はまぐりの潮汁
果物のひしもち寄せ

● 組み合わせのポイント
白粥にくず粉を合わせて型どりする．すしは好みのすし種で握る．どんぶりに白粥を盛り，すし種をのせ，ちらしずしにするのもきれいである．
お祭りなので，好きなものを色よく組み合わせるのがポイント．

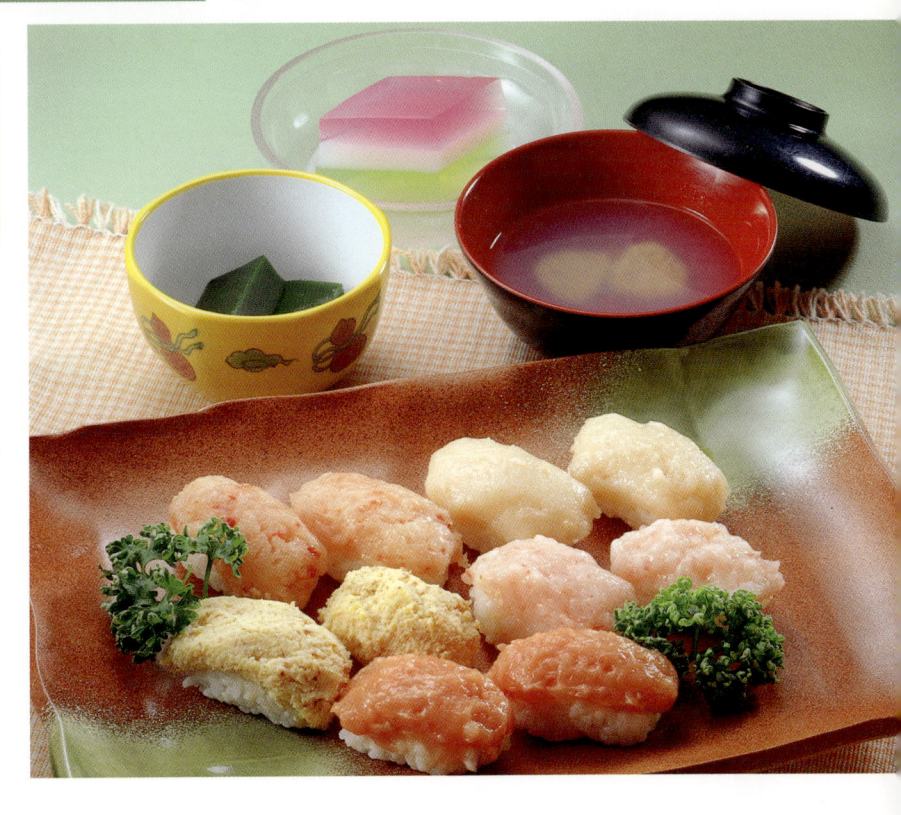

● 材料（1食分）

料理名	材料（目安量）		料理名	材料（目安量）	
寄せずし	白粥	100 g	はまぐりの潮汁	だし汁	20 ml
	吉野くず	15 g		粉寒天	0.4 g
	まぐろ	40 g		はまぐり	20 g
	卵白	10 g		卵白	5 g
	しょうゆ	5 g		吉野くず	3 g
	ほたて	20 g		だし汁	150 ml
	かんぱち	20 g		塩	1 g
	あまえび	10 g		酒	1 g
	サーモン	10 g	果物のひしもち寄せ	牛乳	20 g
	厚焼玉子	15 g		いちご	30 g
	酢	4 g		メロン	30 g
	砂糖	4 g		寒天	0.5 g
	塩	0.8 g		水	60 ml
菜の花のお浸し	菜の花	40 g		いちごシロップ	少々
	しょうゆ	3 g		メロンシロップ	少々

● つくり方
寄せずし：白粥をつくる．すし酢を加え，火を止め蒸らす．吉野くずを加えて型に流して蒸し，室温で冷ます．さしみを1種類ずつたたき卵白を加えて形を整える．粥をすし型にとり，さしみのたたきをのせて形を整え盛り合わせる．
菜の花のお浸し：菜の花は軟らかくゆでる．だし汁にしょうゆ，辛子で調味し，菜の花を浸す．フードカッターにかけ寒天で固める．
はまぐりの潮汁：はまぐりはフードカッターにかけ，まとめ汁はとろみをつける．
果物のひしもち寄せ：いちごとメロンはミキサーにかけてジュース状にし，シロップで味を整え，寒天で寄せ菱形に切る．牛乳の寒天寄せをつくり，下からメロン，牛乳，いちごの順に重ねる．

● 栄養価：㋕458kcal／㋟33.7g／㋷10.1g／㋲55.8g／㋚4.0g／㋝1.9g

夏　七　夕

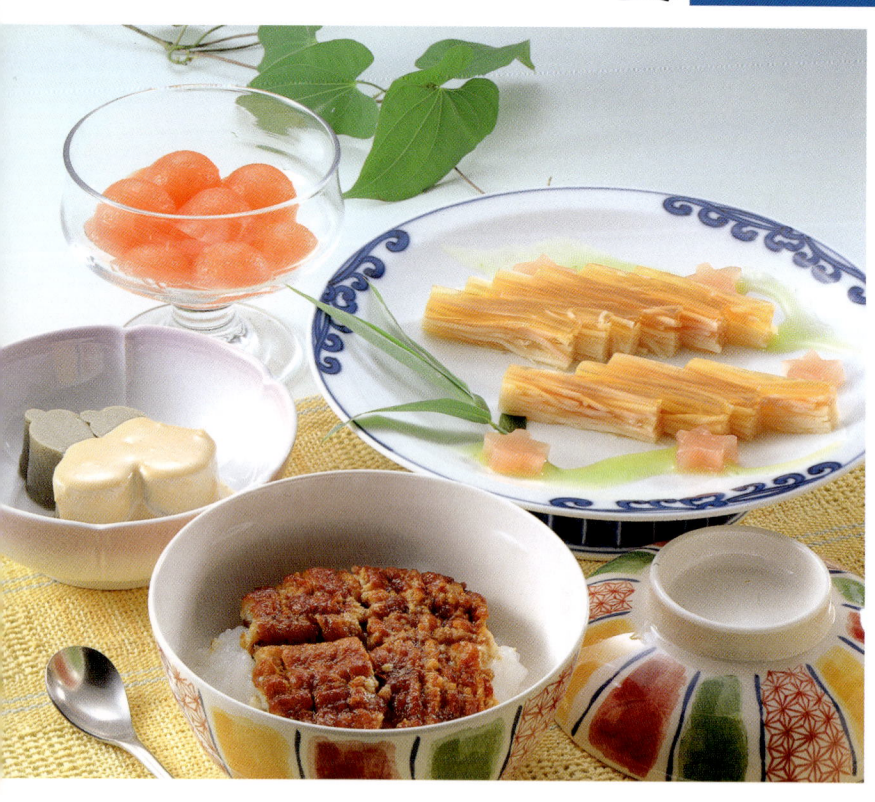

そうめん寄せ
うなどん
すいかの寒天寄せ
野菜のみそあん

● **組み合わせのポイント**

七夕にはそうめん寄せをつくり，盛夏がくることを知らせる．うなどんは食欲のないときに茶碗蒸しにしてだす．
当園では，七夕献立は夏の献立に代わる第1日目の献立で，器も替えている．

● 材料（1食分）

料理名	材料（目安量）		料理名	材料（目安量）	
そうめん寄せ	そうめん	10 g	すいかの寒天寄せ	すいか汁	100 g
	しょうゆ	6 g		粉寒天	0.4 g
	酒	2 g		砂糖	5 g
	みりん	6 g		塩	0.3 g
	だし汁	40 ml	野菜のみそあん	なす	60 g
	粉寒天	0.4 g		揚げ油	6 g
	トマト	20 g		とうがん	30 g
	塩	0.2 g		みそ	8 g
	グリンピース	10 g		砂糖	5 g
	増粘剤	3 g		みりん	1 g
うなどん	白粥	100 g		だし汁	3 ml
	吉野くず	6 g		酒	1 g
	水	120 ml		みりん	1 g
	うなぎ	60 g		しょうゆ	1 g
	たれ	10 g			

● つくり方

そうめん寄せ：寒天液にしょうゆ，酒，みりんを加えてつゆをつくる．そうめんをゆで，つゆに流して固め，一口大に切り分け，器に盛る．トマトとグリンピースはクリーム状にし，増粘剤を加えてとろみをつけ，そうめんを飾る．

うなどん：うなぎのかば焼きをフードカッターにかける．水に吉野くずを加えて練り，白粥を合わせてどんぶりにとり，蒸す．うなぎをのせて軽く蒸し，だし汁でのばしたうなぎのたれをかける．

すいかの寒天寄せ：すいかの種をとり，ジュースにして寒天で固める．

野菜のみそあん：なすは隠し包丁を入れ油で素揚げし，とうがんは皮を厚くむき，アク出ししてから別々に軟らかく煮含める．みそあんをつくってかける．

● 栄養価：㋛520kcal/㋐16.7g/㋟19.9g/㋔63.5g/㋧3.9g/㋙4.0g

介護食献立 113

お彼岸　秋

おはぎ
かきなます
生さけの寄せ蒸し
まつたけのお吸いもの

● 組み合わせのポイント
白粥は寒天やゼラチン，卵では固まらず，型がとれない．くず粉を使う．なますのかきはねっとりしているので増粘剤で寄せた．
まつたけはしめじに代えてもおいしい．

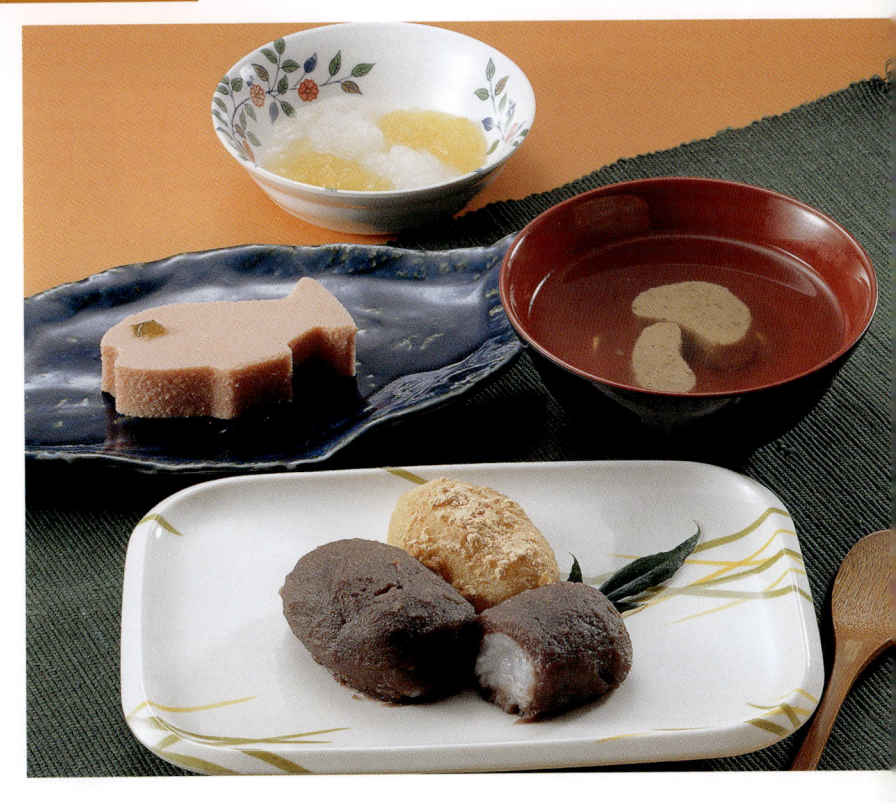

● 材料（1食分）

料理名	材料（目安量）		料理名	材料（目安量）	
おはぎ	白粥	50 g		塩	0.2 g
	吉野くず	3 g		スルーソフト	3 g
	粉寒天	0.2 g	生さけの寄せ蒸し	生さけ	35 g
	水	60 ml		豆腐	35 g
	こしあん	50 g		卵白	20 g
	水	50 ml		塩	2 g
	砂糖	20 g	まつたけのお吸い	まつたけ	15 g
	塩	0.5 g	もの	卵白	10 g
	水あめ	3 g		吉野くず	5 g
	きな粉	10 g		だし汁	100 ml
	砂糖	5 g		塩	0.6 g
かきなます	だいこん	40 g		酒	0.6 g
	かき	20 g		みりん	0.6 g
	酢	6 g		しょうゆ	1 滴
	砂糖	3 g			

● つくり方
おはぎ（あずき，きな粉）：白粥をつくる．吉野くずを加えて蒸し，俵型にまとめる．水 50 ml に粉寒天を加えて 2～3 分沸騰させて溶かし，砂糖とこしあんを加えてよく練り，最後に水あめを加えてつやをだす．冷まして平らに円形にのばし，俵型に粥を包む．一つはきな粉をまぶす．
かきなます：だいこんは適当な大きさに切り軟らかくゆで，甘酢に浸す．だいこん，かきを別々にすりつぶし，増粘剤を加えてまとめる．
生さけの寄せ蒸し：生さけと同量の豆腐，卵白，塩を加えてフードカッターにかけ，型に移して蒸す．
まつたけのお吸いもの：まつたけは湯通しして細かく切る．水に戻した吉野くずと卵白を加えてカッターにかけ，まつたけの型に寄せて蒸す．汁に戻す．

● 栄養価：㋈429kcal/㋜22.0g/㋛7.1g/㋣70.0g/㋞3.6g/㋕3.4g

正月　おせち料理

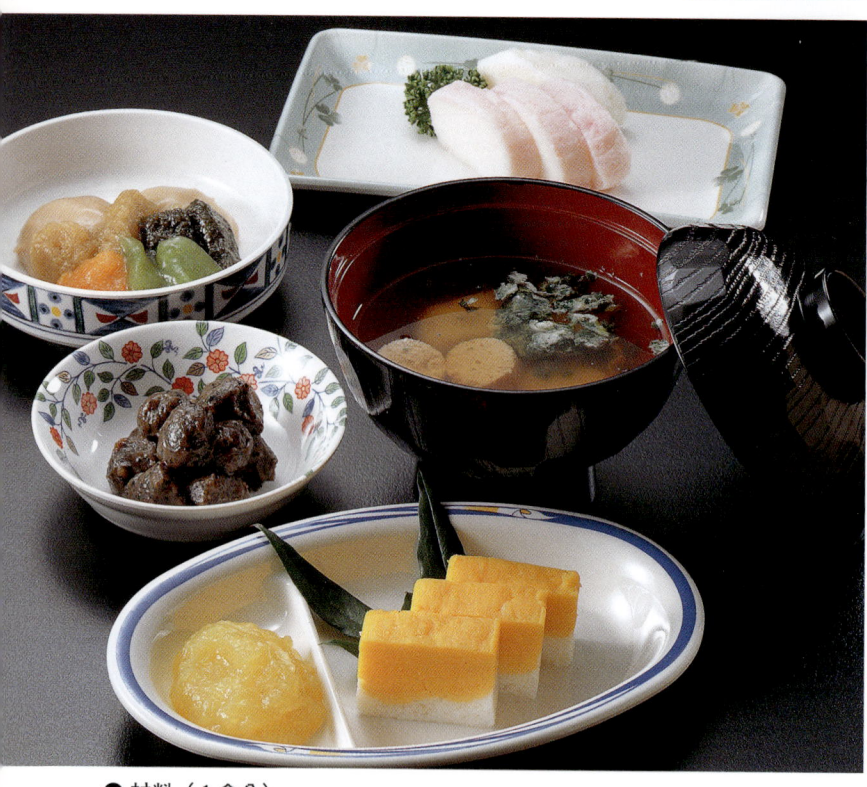

雑煮
野菜の煮しめ
蒸しかまぼこ
きんとん

● **組み合わせのポイント**

雑煮は"もちもどき"である。白玉粉をベースに軟飯のつぶし，じゃがいもおろし，上新粉などいろいろ組み合わせてつくったが，もち米がいちばんよかったようである．伝統料理はもとの形がわかるように再構成している．

● **材料（1食分）**

料理名	材料（目安量）		料理名	材料（目安量）	
雑煮	白玉粉	40 g		みりん	1 g
	軟飯	20 g		酒	1 g
	水	30 ml		だし汁	40 ml
	鶏もも肉	20 g	蒸しかまぼこ	増粘剤	5 g
	こまつな	10 g		生たら	50 g
	だし汁	100 ml		ながいも	50 g
	しょうゆ	3 g		卵白	20 g
	塩	0.4 g		牛乳	20 g
	酒	1 g		塩	1 g
	増粘剤	2 g	きんとん	さつまいも	50 g
野菜の煮しめ	にんじん	20 g		砂糖	7 g
	さといも	20 g		塩	1 g
	ごぼう	10 g		みりん	3 g
	きぬさや	5 g		くちなしの実（色つけ用）	少々
	しょうゆ	8 g		粉寒天	0.25 g
	砂糖	5 g			

● **つくり方**

雑煮：もちの代わりに米飯をつぶし白玉粉と水を合わせてこね，もち型にし軟らかくゆでる．鶏肉はフードカッターにかけまとめる．汁は増粘剤を加えてとろみをつける．

野菜の煮しめ：野菜の煮しめは別々にフードカッターにかけ増粘剤を加えてまとめる．

蒸しかまぼこ：生たらをフードカッターにかけ，ながいも，卵白，牛乳，塩を加えてクリーム状になるまでカッターにかける．かまぼこ型（半月）にまとめ蒸す．半分は赤で染め，1 cm くらいに切り分ける．

きんとん：さつまいもはくちなしの実を加えて水に放す．ゆでて流水でよく洗う．調味し，軟らかく煮る．フードカッターにかけ，寒天で固める．

● 栄養価：㋇330kcal／㋕19.0g／㋷3.0g／㋰54.9g／㋵4.3g／㋬3.6g

介護食 Q&A

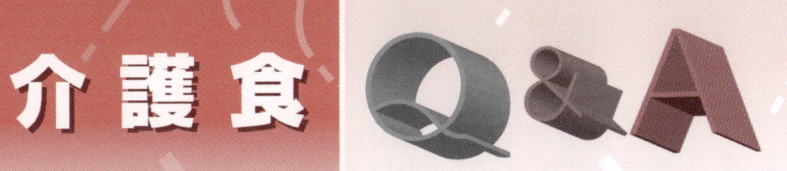

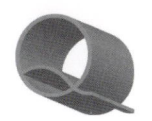

嚥下障害 Q&A

Q1 ふだんはむせ込みがなく，スムーズに摂取できているのに，体調の変化によって嚥下障害を起こすのはなぜですか．

A 嚥下という動作はたいへん複雑な神経および筋肉の働きで成り立っています．それらは，意識レベルが関係する脳全体の問題から末梢神経のレベルまでが関係しますし，栄養状態がどんなであるかにも関係します．とくに，脳卒中の患者さんでは日によって調子の善い悪いが比較的はっきりしていて，昨日はできていたことが今日はできないなどということがよくあります．日々の変化にあまり気をとられずに，大きな流れのなかでとらえるようにしましょう．

Q2 訓練によって，どのくらいまで回復できますか．

A リハビリテーションの"訓練"によってどこまで回復するかは，基本的には障害されている器官の部位と損傷の度合いによります．とくに脳では，どの部位がどのくらいの大きさで損傷されているかが大切です．嚥下障害に関していえば，片側大脳半球の損傷では，比較的大きな病変でも一次的な問題と考えていいのですが，脳幹部の損傷では，比較的小さな病変でも訓練のみでは回復困難な問題と考えなければならないことが多いものです．

Q3 認知症と嚥下障害との関係について教えてください．

A 認知症では，神経学的な異常（たとえば，麻痺とか失調）は必ずしもありません．したがって，嚥下の動作に関しては随意的な部分も不随意的な部分もきちんとできることが結構あります．むしろ，認知症で問題になるのは，食べる意思とか栄養のために食べようという判断力とかです．したがって，好きなものなら，またおいしいものならどんどん食べるということがあります．この点に留意してメニューを考えるといいと思います．

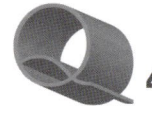

4 嚥下造影検査（videofluorography）ができない場合の嚥下の評価はどのようにすればよいでしょうか．

嚥下造影検査は確かにどこでもできるという検査ではありません．それなりの設備とレントゲン技師の協力が必要になるからです．この場合には臨床的な判断に頼らざるをえません．その詳細は本文を参照していただきたいのですが，臨床的な評価と嚥下造影検査では，やはり精度に違いがあることは知っておいてほしいと思います．そのいちばん大きな原因は，silent aspiration（無症候性の誤嚥）という，外見からはわからない誤嚥の存在です．

5 簡単な嚥下障害の評価法がありますか．

本文ではふれていませんが，もっとも簡単な嚥下障害の評価法として"水のみテスト"があります．これは水道の水 30 ml をコップから飲んでもらうというものです．この動作中に，むせがあるかどうか，何回に分けて飲むかを観察して，飲み込みに問題があるかどうかをみるものです．水は比較的飲み込みにくいものですが，かりに誤嚥が起こってもさほど危険はなく，このテストは簡単かつ安全に行えると思います．

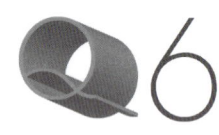

6 飲み込むときは，なぜ口を閉じるのですか．

食物を飲み込むときには，舌が硬口蓋に押しつけられ，舌の動きで食塊が咽頭のほうに送り込まれます．この動作は，もちろん口を開いていてはたいへん困難です．また，咽頭期において嚥下反射が起きているときにも，口が開いていたり，鼻腔との交通が遮断されていなかったり，気管への入口部が閉鎖されていなかったりすると，陽圧がつくれなくて，うまく飲み込めません．しかし，ときには液体を連続的に飲める人もいて，これは特殊技術だと思われます．

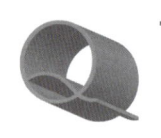

7 "球麻痺"とはどんなことですか．

医学用語では延髄のことを"球"とよびます．延髄には脳神経の"神経核"が集中して存在しています．したがって，延髄に病変が起きると，発語，咀嚼，嚥下などの運動に障害が起き，これを球麻痺とよびます．病気としては，血管性の病変のように急性に起こるものと，筋萎縮性側索硬化症のように進行性に起こるものとがあります．後者は中年男性に起きることがありますが，原因は不明です．

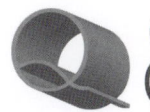

Q8 嚥下障害と摂食障害とは，どのように違いますか．

A 本文でもふれましたが，口から食べることを広く摂食としていいと思います．この場合には，食べる意思があるかどうか，何を食べたいと思うか，どのように食べようと思うか，などが関係してきます．ところが，嚥下という場合には，口に食物が入ってから胃におさまるまでの，主として生理的な過程の問題に関心が集中します．しかし，広義に嚥下の問題を論じる場合には，摂食という立場からも考えることがあります．

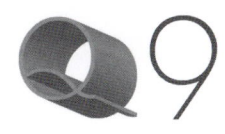

Q9 "誤嚥"とは，どうなることですか．

A 誤嚥は嚥下障害の問題にとって，もっとも重大かつ危険である"気道への食物の迷入"を意味します．口から取り込まれた食物は口腔から咽頭を通って食道に入るのが正常ですが，その経過中に誤って喉頭から気管に入り込み，肺にまで入ってしまうことがあります．こうなると誤嚥性肺炎を引き起こし，高齢者では死に至ることもあります．ときに，食道からの逆流物が気道に入ることもあり，これによる肺炎が問題になることもあります．

Q10 食事のときにむせないのに誤嚥があるといわれましたが，どうしてですか．

A 誤嚥の徴候としてのむせは広く警戒されています．それは，誤嚥して食物が気道に入れば咳き込みが起こってくるのがふつうと思われているからでしょう．しかし，嚥下造影検査をしてみると，気管に食物が入ってもむせが起こらない場合が結構あることがわかります．統計的には，誤嚥を起こしている人の約30％はむせないといわれています．食事のときにむせなくても，本文にあるような臨床所見があったら，嚥下障害を疑ってみることが必要です．

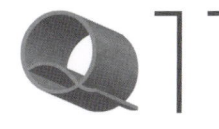

Q11 食事は上手にとれるのに，ときどき熱を出すのですが……．

A 食事が上手にとれるということは，むせがなく，食事にあまり時間がかからず，食べるのに介助がいらないということでしょうか．しかし，このことで必ずしも問題がないということにはなりません．夜眠っている間に，口腔内の唾液などを誤嚥する危険があり，65歳以上になると約半数の人にこれが起こっているといわれています．これはmicroaspiration（微少誤嚥）といって肺炎，つまり熱発の原因になります．夜寝る前には口の中をきれいにしましょう．

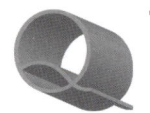

Q12 きちんと座って食べるほうがよいのでしょうか．

A きちんと座って正しい姿勢で食事をすることはマナーとしては大切ですが，嚥下障害のある人では必ずしも適切なことではありません．気管と食道は位置関係として食道のほうが背側にあるため，体をやや後方に倒すほうが誤嚥が少なくなることがあります．その角度は嚥下造影検査で十分確認してから決定するとよいでしょう．ただ，もっとも基本的で大切なことは，体がリラックスしていることで，安心できる姿勢をとることが必要です．

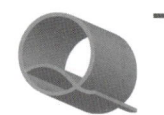

Q13 "リハビリテーション"と"治療"とはどのように違うのでしょうか．

A 従来の医学は病気を対象として，それを治すことに主たる関心がおかれてきました．しかし，すべての病気が治療によって治ってしまうことはなく，"障害"を伴うことが案外多いことが注目されてきています．嚥下障害の問題も，その原因疾患にのみ注目するのではなく，障害の一つとして扱う考え方が広まってきています．リハビリテーションは，必ずしも治るものではない障害の問題に，総合的に取り組む働きかけを意味しています．

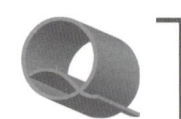

Q14 口に入れた食べ物をどうしても飲み込まないのですが……．

A 多発性脳梗塞の患者さんなどで，食物を口に入れてあげてもいつまでも飲み込まないことをよく経験します．これは，口腔の機能が低下していて飲み込めないこともあるでしょうし，嫌いなものを口に入れられたので飲み込まないこともあるでしょう．いずれにしろ，理由がはっきりしなければ対策の立てようがありません．患者さんの好きなものを食べさせてあげたり，嚥下について検査してみたりして，原因を検索してみましょう．

介護食の形態 Q&A

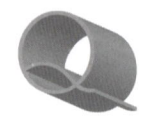

Q1 ゼリーをつくったのですが固まりません．どうしてですか．

A ゼリーはゲル化剤（寒天やゼラチンなど）を用いてつくるものですから，増粘剤の項を参照してください．原因はいくつか考えられますので，つぎにあげるチェックポイントを1つずつチェックしてください．

(1) ゲル化剤の量が少なくありませんか．
(2) 温度を下げていますか（ことにゼラチンでは注意が必要）．
(3) 十分に溶かしましたか（一般の寒天は90℃以上で十分煮ないと溶けません）．

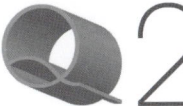

Q2 さつまいもの裏ごしは好評ですが，のどごしに問題があるようです．のどごしをよくする工夫が何かありませんか．

A　「介護食のつくり方のポイント」（p. 46）を参照してください．バター（マーガリン）や油を加えることで，なめらかさが加わるのでのどごしがよくなります．

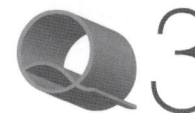

Q3 そぼろにしたものをあんかけにして提供していますが，飲み込みがよくないのはなぜですか．

A　そぼろをまとめていたあんは，唾液と混ざり薄まるとそぼろをまとめる働きが弱まります．そぼろはその一粒一粒が硬い状態でしかも小さいためばらばらになり，口の中に残ったり，気管に入ったりすることがあります．このため飲み込みにくいことになりますので，あんかけよりも寒天やゼラチンでゼリー状にしたほうがよいでしょう．

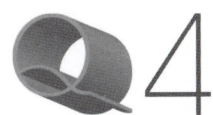

Q4 魚のすり身を真蒸（しんじょ）にするとどうしても硬いので，すり身を軟らかくする調理上の工夫を知りたいのですが．

A　かまぼこなど，魚のすり身を用いた蒸し物では，軟らかくするときにでん粉を混ぜています．たんぱく質（魚のすり身）だけでは硬くなるので，水分をいくぶん多くしたり，でん粉（かたくり粉やコーンスターチ）を加えるとよいでしょう．

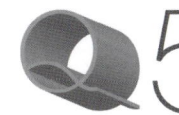

Q5 みかんを食べさせると，どうしてもむせますが，工夫はないでしょうか．

A　みかんに含まれる酸がのどを刺激して，むせやすい症状を起こしています．増粘剤を用いてとろみをつけると，酸が揮発しにくくなるのでむせにくくなります．

Q6 増粘剤を入れてしばらくおいたら，どんどん硬くなりました．どうしたらよいでしょうか．

A　市販されている増粘剤は，液体に入れてから時間がたつと硬くなる傾向があります．製品によっては，10〜15分おくと安定するものがありますので，安定するまでの時間を調べ，その硬さや性状を知ったうえで用いるようにしましょう．

また，硬くなりすぎたら同じ液体で硬さを調整しましょう．

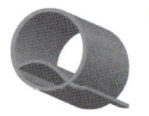

Q7 増粘剤を入れてからお茶を注いだら"だま"になってしまいました．どうしたらよいのでしょうか．

A 増粘剤は，いずれも液体を混ぜながら，振り入れるようにしたらよいでしょう．ことに，お茶の温度が高いと"だま"になりやすい傾向があります．

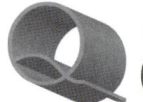

Q8 とろみ剤を用いると味が変わったり，粉臭くなったりしませんか．

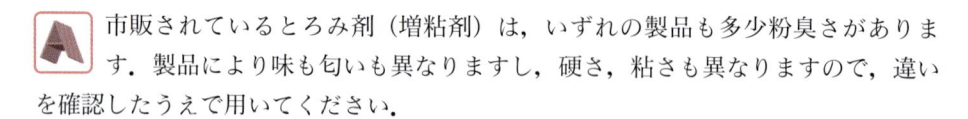

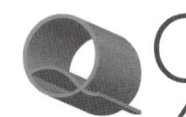

A 市販されているとろみ剤（増粘剤）は，いずれの製品も多少粉臭さがあります．製品により味も匂いも異なりますし，硬さ，粘さも異なりますので，違いを確認したうえで用いてください．

Q9 かたくり粉などは加熱しないと下痢を起こすといわれていますが，増粘剤の場合にはそのままでよいのでしょうか．

A かたくり粉はでん粉が生の状態ですから，消化することができません．しかし，増粘剤は α 化されたでん粉が主原料ですから，下痢を起こすことはないでしょう．ただし，何でもそうですが，とりすぎには注意する必要があります．
〈参考〉増粘剤にはでんぷん以外の素材（増粘多糖類）も用いられています．

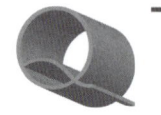

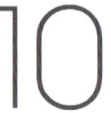

Q10 寒天でつくったゼリーは硬くて，口どけがよくないように思いますが，寒天を用いてもよいでしょうか．

A 使用する寒天の濃度にもよるものと思います．型から出すと崩れるような濃度にしてみてください．軟らかくなり，口どけがよくなります．ただし，崩れやすいので，つぎのQ11を参照してください．また，新しい寒天製品を用いてみてください．

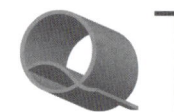

Q11 寒天ゼリーをつくる場合，濃度を低くすると，型から出したときに崩れてしまいますが，どうすればよいでしょうか．

A ゼリーは型から出さず，器の中でスプーンを用いて食べるようにするなど，供卓方法を考えてください．

嚥下訓練・栄養補助食品 Q&A

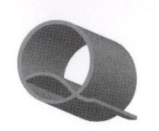

Q1 嚥下の訓練食は，どのようなものから始めればよいのですか．

A 訓練食を始める前に，誤嚥があるかどうかを確認しておかなければなりません．ビデオX線検査を行うことは，嚥下の状態を確認して誤嚥を防ぐためのより安全で確実な検査方法ですが，ほとんどの施設では行われていません．一般に実施されている評価法として，医師，看護婦，PT（理学療法士），ST（言語聴覚士）などのスタッフによって，空気，唾液嚥下，ストローによる水飲みテスト，発語，舌の運動などが総合的に臨床評価されて訓練食を実施することが行われています．

食品としては，離乳食のように物性の均一なペースト状のものがよく，一定の凝集性，すなわちまとまりが必要ですが，粘性が強すぎてはいけません．少し重量があり，温度は冷たい食品がよいでしょう．それには，プリン，有糖ヨーグルト，コンポート裏ごし，くず湯などがあげられます．コンポートは凝固剤，増粘剤により凝集性を高める必要があります．

Q2 手軽に使用できる"介護食"のような既製品があれば，その具体的名称と入手方法を教えてください．

A 現在数多くの市販介護用食品が市販されており，摂食能力に合わせた物性や栄養面での配慮・工夫がなされています．市販介護用食品を利用することにより，適切な物性で，栄養的に配慮された料理を手早く，簡単につくることができます（p.78, 126を参照）．

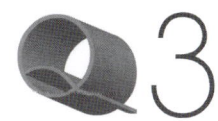

Q3 嚥下困難者の訓練食には，どんな食品が適していますか．

A 訓練食に適した食品として，つぎのようないくつかの条件があります．
(1) 食品の物性が均一でペースト状態のもの．
(2) 硬さが少なく，凝集性があり，粘性が小さいもの．
(3) 温度は冷たいものがよく，生温かいものは好ましくない．
(4) 香りがあり，味のはっきりとした食品がよい．
(5) 軽量のものより，重量感のある食品がよい．

以上の条件を満たす食品がよいと思います．プリン，カスタード，有糖ヨーグルト，フルーツコンポート，ムース，野菜裏ごし，ジュースは増粘剤2～3％にまとめて利用してください．

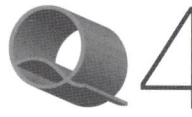

Q4 訓練食で，栄養量が不足する場合の栄養補給食品と，その補給方法はどうしたらよいのですか．

A 訓練食のみで必要栄養量を確保することはむずかしいと思います．訓練食の試行は，低下している経口摂食機能を回復させることが目的です．摂食能力の評価については，むせがあるか，飲み込みがスムーズであるか，摂取量はどのくらいか，などのことで判定します．栄養量の不足がある場合には，経口・経鼻胃チューブを用いた経腸栄養剤の強制栄養法が必要になります．

栄養量として，800～1,000 kcal の経口摂取が可能な場合には，チューブ栄養法は必要ないと思いますが水分摂取量には注意が必要です．また，少量の食品使用で高栄養を確保したい場合には，経腸栄養剤を加工し経口摂取することにより，必要栄養量の確保が可能になると思います．1 ml で 1.5～2 kcal の経腸栄養剤も開発されています（入手方法については p. 126 を参照）．

Q5 食べさせるとき，舌のどの位置に食物をのせたらよいのですか．

A 嚥下テストが安定して成功したならば，訓練食による試食に入ります．

はじめに，訓練食を患者によく見せ，匂いをかいでもらいます．このとき，好みの食品があれば聞きだしておくとよいでしょう．患者が口を開いたならば，小さなスプーンに食品を 5～6 g 程度のせ，スプーンを舌の中央から前のくぼんだ位置にしっかりとおき，口唇で食物をとるように指示します．

スプーンで舌を圧迫すると，患者は口唇を閉じると同時に食物をとりやすくなります．これはまた，舌の挙上の助けにもなります．訓練者に食物を提供するときは，口の高さより下方から行います．このことはとても重要なことで，頸部の伸展を防ぐことにもなります．

脳卒中などによる患者では，患側と健側により，食物をおく舌の位置を変えなければなりません．できるだけ，舌の力の強い健側を下側にしておくことが必要です．しかし，嚙む習慣により異なる場合もありますので，事前に家族から聞きだしておくとよいでしょう．

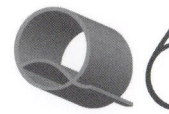

Q6 食事をステップアップするときの評価はどうしたらよいのですか．

食事のステップアップの目的はつぎの2点あります．まず，訓練食をアップして機能回復の評価を行っていくことです．その評価の基準は以下のとおりです．

(1) 全身状態が安定している――呼吸が安定している，発熱がない，血圧が安定している，顔色に変化がない，声がかすれて出しづらい．
(2) 嚥下の状況として――むせがない，咀嚼の力がある，飲み込みの速度があり食塊を残さずに一度に飲み込むことができる．
(3) 食事時間が30分以内である．
(4) 摂食量の1/2以上は食べられる（1回量40～50 g 2品）．

もう一点は，食品の形態のアップですが，この段階は目標栄養量を設定して，栄養管理を行っていくことが必要です．これには摂食能力の問題がありますので，食品の物性について考えなければなりません．そのため，プリンやゼリーなどの物性の均一な食品で1品ずつ増やしていきます．800～1,000 kcal程度の栄養確保ができる場合には，不均一の物性の食品摂取へと進めていきます．

好きな食物を取り入れると思いがけない食品を食べる場合がありますので，そのためにも，家族からの食歴の調査が重要になります．

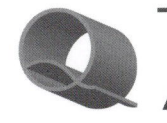

Q7 摂食障害がある神経疾患（パーキンソン病など）の場合に，栄養指導はどのような点に注意したらよいのでしょうか．

パーキンソン病，筋ジストロフィーなどの疾患は，嚥下障害が合併しないものもありますが，大多数の症例では延髄支配の筋群も影響を受けているので，嚥下障害を起こし摂食が困難になることがあります．そのため，正常な嚥下能力が病気の進行に伴って消失していきます．しかし，感覚は障害されずに，ほとんどの患者は良好な認知能力を保持しています．そこで，これらのことを十分に理解した栄養指導が必要です．嚥下能力が低下していく場合にも，経口摂取が可能であることを患者に理解させることが大切です．

われわれは，嚥下困難食について，A．訓練食，B．嚥下困難食①，C．嚥下困難食②，D．水分補給食，E．主食の形態と5段階に分類しています．BおよびCは物性の均一性によって分類していますが（詳しくはp. 37参照），嚥下の機能の回復とともに，BからCにアップさせていきます．筋ジストロフィーなどの筋疾患では，こうしたスライド方式を逆にダウンさせて行っていくとよいと思います．そうすれば，患者と家族に，安心感と希望を与えることにもなります．

経口摂取での栄養管理が困難な状態になった場合には，強制栄養補給法を考えなければならないと思います．しかし，この場合でも嚥下の残存機能を最大限に引き出した栄養管理を行うことが重要です．

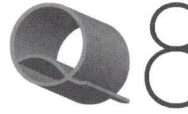

Q8 食種としての"嚥下障害食(例)"がまだ整っていない施設(たとえば現場での人手の問題など理由)で,嚥下障害者の患者に手間がかからずに対応できる方法があれば教えてください.

A 嚥下困難者用の食事は人手がかかり,機能レベルによって数種類つくらなければならないために,対応がむずかしいという話をよく聞きます.

　嚥下困難者の栄養管理を行う場合には,食事形態をまずはっきりさせることが大切です.すなわち,現在提供している食事のなかで,嚥下困難者に適応できる料理があるのかということについて検討する必要があります.離乳食,三分,五分形態,胃切除後食,潰瘍食などの食事のなかに,嚥下困難者に適応可能な料理があると思います.

　これらの料理を選択して,多少手を加えて組み合わせてみることもよい方法であると思います.また,一般に市販されている食品のなかに,使用できる食品があります.こうした食品の利用も便利です.

　しかし,主菜となる魚,肉,豆腐,卵などの料理は少ないので,これらは他の疾患と統一できるメニューを作成して,調理すればよいと思います.素材や加工済み食品などが出回っていますので,利用できる食品を購入すれば簡単に料理ができると思います.また,他の疾患にも利用できるので,かえって合理化されると思います.

　嚥下困難者,咀嚼困難患者の食事は他の疾患に幅広く利用できるので,このことで逆に他の疾患の食事を見直すきっかけになると思います.

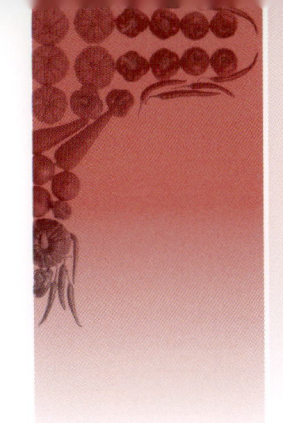

介護食献立の学会分類 2013（食事）早見表との対応

　日本摂食嚥下リハビリテーション学会では，嚥下調整食特別委員会を立ち上げ，段階的な食事の統一基準について検討を重ね，段階的な食事についての基準を発表した．

　この基準は本文と早見表からなっているので，ここでは参考として，嚥下調整食学会分類2013（食事）早見表（**表1**）を掲載した．この基準は，既存のさまざまな食事の段階的な食事に対する案が示されているので，統一基準を作成する必要性から，策定されたものである．今後はこの学会の早見表が基本となるといえるので，**表2**に本書で掲載している料理について，コード区分ごとに一覧表にして示した．

表1 嚥下調整食学会分類2013（食事）早見表（抜粋）

コード		名称	形態	目的・特色	主食の例	他の分類との対応
0	j	嚥下訓練食品0j	均質で，付着性・凝集性・硬さに配慮したゼリー 離水が少なく，スライス状にすくうことが可能なもの	重度の症例に対する評価・訓練用 少量をすくってそのまま丸のみ可能 残留した場合にも吸引が容易 たんぱく質含有量が少ない		嚥下食ピラミッドL0 えん下困難者用食品 許可基準Ⅰ
0	t	嚥下訓練食品0t	均質で，付着性・凝集性・硬さに配慮したとろみ水 （原則的には，中間のとろみあるいは濃いとろみのどちらかが適している）	重度の症例に対する評価・訓練用 少量ずつ飲むことを想定 ゼリー丸呑みで誤嚥したりゼリーが口中で溶けてしまう場合 たんぱく質含有量が少ない		嚥下食ピラミッドL3の一部 （とろみ水）
1	j	嚥下調整食1j	均質で，付着性，凝集性，硬さ，離水に配慮したゼリー・プリン・ムース状のもの	口腔外で既に適切な食塊状となっている（少量をすくってそのまま丸のみ可能） 送り込む際に多少意識して口蓋に舌を押しつける必要がある 0jに比し表面のざらつきあり	おもゆゼリー，ミキサー粥のゼリーなど	嚥下食ピラミッドL1・L2 えん下困難者用食品 許可基準Ⅱ UDF区分4（ゼリー状）
2	1	嚥下調整食2-1	ピューレ・ペースト・ミキサー食など，均質でなめらかで，べたつかず，まとまりやすいもの スプーンですくって食べることが可能なもの	口腔内の簡単な操作で食塊状となるもの（咽頭では残留，誤嚥をしにくいように配慮したもの）	粒がなく，付着性の低いペースト状のおもゆや粥	嚥下食ピラミッドL3 えん下困難者用食品 許可基準Ⅱ・Ⅲ UDF区分4
2	2	嚥下調整食2-2	ピューレ・ペースト・ミキサー食などで，べたつかず，まとまりやすいもので不均質なものも含むスプーンですくって食べることが可能なもの		やや不均質（粒がある）でもやわらかく，離水もなく付着性も低い粥類	
3		嚥下調整食3	形はあるが，押しつぶしが容易，食塊形成や移送が容易，咽頭でばらけず嚥下しやすいように配慮されたもの 多量の離水がない	舌と口蓋間で押しつぶしが可能なもの．押しつぶしや送り込みの口腔操作を要し（あるいそれらの機能を賦活し），かつ誤嚥のリスク軽減に配慮がなされているもの	離水に配慮した粥など	嚥下食ピラミッドL4 高齢者ソフト食 UDF区分3
4		嚥下調整食4	かたさ・ばらけやすさ・貼りつきやすさなどのないもの 箸やスプーンで切れるやわらかさ	誤嚥と窒息のリスクを配慮して素材と調理方法を選んだもの 歯がなくても対応可能だが，上下の歯槽堤間で押しつぶすあるいはすりつぶすことが必要で舌と口蓋間で押しつぶすことは困難	軟飯・全粥など	嚥下食ピラミッドL4 高齢者ソフト食 UDF区分2およびUDF区分1の一部

＊UDF：ユニバーサルデザインフード

表2 学会分類2013（食事）と掲載料理の対応

コード	一品料理				行事食			
	主菜向き	副菜向き	主食向き	水分補給	春(ひなまつり)	夏(七夕)	秋(お彼岸)	冬(おせち料理)
1j	卵黄プリン(p.92)	ほうれんそうの寄せもの(p.98)		ヨーグルトゼリー(p.108)	菜の花のお浸し(p.111)	すいかの寒天寄せ(p.112)		
	さけのムース(p.96)	わかめの寒天寄せ(p.98)		ミルクプリン(p.108)	果物のひしもち寄せ(p.111)			
		かぼちゃプリン(p.102)		水ゼリー(オリゴ糖入り)(p.109)				
		にんじんゼリー(p.103)		ウルトラポカリゼリー(p.109)				
		おろしりんごのゼリー寄せ(p.103)		ウルトラお茶ゼリー(p.109)				
				ぶどうジュースゼリー(p.110)				
				ウルトラピーチゼリー(p.110)				
				トマトジュースゼリー(p.110)				
2-1	鶏肉ととうもろこしのスープ(p.92)	じゃがいも, にんじん, いんげんの寄せ合わせ(p.99)	とろろ汁(p.104)	レモンシャーベットソフト(p.110)		野菜のみそあん(p.112)	かきなます(p.113)	
	レバーのテリーヌ(p.94)	きんぴらごぼうの寒天寄せ(p.102)	さといものごま汁(p.104)					
	博多寄せ(p.97)		じゃがいもの冷やしスープ(p.104)					
2-2	牛肉ゼリー(p.92)	カリフラワー寄せなめこあんかけ(p.99)			はまぐりの潮汁(p.111)		まつたけのお吸いもの(p.113)	きんとん(p.114)
	きんめだいの煮こごり(p.94)	とうがんの吉野汁(p.100)						
	豆腐と豆のアイスクリーム(p.94)							
3	鶏の寄せ蒸し(p.93)	野菜の白和え寒天寄せ(p.98)	白粥の梅あんかけ(p.105)		寄せずし(p.111)		生さけの寄せ蒸し(p.113)	野菜の煮しめ(p.114)
	まぐろのたたき(p.95)	なすの寒天寄せ(p.100)	雑炊の茶碗蒸し(p.105)					
		はくさいの土佐和え(p.100)	じゃがいも寄せの梅ソース(p.106)					
		しいたけのバター寄せ(p.101)	カステラプリン(p.107)					
		ぜんまいの煮つけ(p.101)	さつまいもの水ようかん(p.107)					
		うどの甘酢寄せ(p.101)						
		ひじきの炒り煮寄せ(p.102)						
4	鶏の水炊き(p.93)	かぶのごまあんかけ(p.103)	小田巻き蒸し(p.105)			そうめん寄せ(p.112)	おはぎ(p.113)	雑煮(p.114)
	むきかれいのもみじソースホイル蒸し(p.95)		吉野くずの冷やしだんご(p.106)			うなどん(p.112)		蒸しかまぼこ(p.114)
	えびだんご(p.96)		さといものみたらしだんご(p.106)					
	親子蒸し(p.96)		フレンチトースト(p.107)					
	魚のとろろ蒸し(p.97)							

文献

はじめに
1) 篠原恒樹,手嶋登志子：Senile Dementia and Past Eating Habits. 浴風会調査研究紀要第50輯, 1986, p. 103.
2) 時田 純, 椎野恵子：嚥下障害者のための食事—介護食 (Ⅳ). 臨床栄養, 69(6), 1988.
3) 手嶋登志子, 椎野恵子, 時田 純：特養ホーム入居者の栄養摂取状況 (10報) —第5回調査からみた痴呆性老人の栄養摂取状況. 第38回日本栄養改善学会講演集, 1991.
4) 手嶋登志子, 赤羽ひろ, 塩浦政男, 椎野恵子, 西川浩昭ほか：嚥下障害のある老年者のための食事 (介護食) の開発—"介護食"による栄養管理とテクスチャー—. 平成2年度食に関する助成研究調査報告書, すかいらーくフードサイエンス研究所, 1991.

高齢化と摂食・嚥下障害
1) 総務庁統計局編：日本の統計1995年版, 1995.
2) Curran, J. E. and Groher, M. E. : Nutritional Considerations. Dysphagia-Diagnosis and Management, Second Edition, 1992, p. 255-266.
3) Horwath, C. C. : Impact of nutrition on health and disease. Dietary Intake Studies in Elderly People, Karger, 1989, p. 1-70.
4) 藤島一郎：脳卒中の摂食・嚥下障害. 医歯薬出版, 1993.
5) 手嶋登志子：高齢者の食事管理. 病院レストラン, 9：16-18, 1995.
6) 松岡 緑：教育と医学, 38：155, 1990.

介護食とは何か
1) 手嶋登志子：高齢者の嚥下障害と食生活. 高齢者の食生活と栄養 (柴田 博ほか編), 光生館, 1994.
2) 手嶋登志子：高齢者の食事管理. 病院レストラン, 9：16-18, 1995.

摂食・嚥下障害をもつ高齢者の栄養管理
1) Jill, S. and Steefel, M. A. 著：矢守 茂, 矢守麻奈訳：嚥下障害のリハビリテーション. 協同医書出版, 1988.
2) Groher, M. E. 編：藤島一郎監訳：嚥下障害, 原著2版. 医歯薬出版, 1989.
3) 松崎政三, 伊藤ひろみ：脳梗塞による嚥下困難者の栄養管理. 臨床栄養, 79(2)：160-163, 1991.
4) 椿原彰夫, 千野直一：リハビリテーションにおける嚥下障害の評価. 総合リハ, 17(6)：435-411, 1989.
5) 才藤栄一：嚥下障害と体位および食物形態の相関について. 月刊ナーシング, 7(11), 1987.
6) 平山義人ほか：重症心身障害児の食事訓練. 総合リハ, 14(11)：847-851, 1986.
7) 松崎政三：咀嚼・嚥下障害の食事と栄養管理. 食料・栄養・健康95, 医歯薬出版, 1995.
8) 松崎政三ほか：すぐに役立つ「栄養指導マニュアル」. 日本医療企画, 1994.
9) 松崎政三：栄養士による栄養教育のあり方. ニュー・ダイエット・セラピー, 11(4)：162-167, 1996.

[著者略歴]

手嶋 登志子

- 1959年 熊本女子大学文家政学部家政学科（現：熊本県立大学環境共生学部）卒業
- 1974年 十文字学園女子短期大学専任講師
- 1978年 関東学院女子短期大学専任講師
- 1980年 同大助教授
- 1987年 同大教授
- 1994年 同大専攻科食物栄養専攻（学位授与機構認可）教授
- 2003年 愛知学泉大学家政学部教授
- 2006年 浜松大学健康プロデュース学部教授

大越 ひろ

- 1972年 日本女子大学大学院家政学研究科修了
- 1973年 日本女子大学家政学部食物学科助手
- 1982年 関東学院女子短期大学家政科専任講師
- 1986年 同大助教授
- 1993年 日本女子大学家政学部食物学科助教授
- 1999年 同大教授

椎野 恵子

- 1972年 鎌倉（旧京浜）女子大学家政学部家政学科卒業
- 1972年 神奈川県社会福祉事業団
- 1978年 特別養護老人ホーム 潤生園
- 1996年 潤生園在宅支援サービス部長
- 2003年 同園食事サービス部長
- 2005年 介護食研究家
- 2007年 イーコスモス主幹研究員

塩浦 政男

- 1967年 東京大学教養学部教養学科卒業
- 1981年 徳島大学医学部医学科卒業
- 1981年 浜松医科大学脳神経外科学教室入局
- 1986年 聖隷三方原病院リハビリテーション科科長
- 1995年 外務省医務官
- 2010年 白梅ケアホーム勤務医

松崎 政三

- 1969年 聖徳栄養短期大学卒業
- 1969年 東京厚生年金病院
- 1986年 湯河原厚生年金病院栄養部長
- 1992年 大阪厚生年金病院栄養部長
- 1997年 東京厚生年金病院栄養部長
- 2003年 関東学院大学人間環境学部助教授
- 2007年 同大准教授
- 2008年 同大教授

介護食ハンドブック　ISBN978-4-263-70583-4

1999年10月10日　第1版第1刷発行
2007年 6月10日　第1版第7刷発行
2010年 9月15日　第2版第1刷発行
2015年 2月20日　第2版第2刷発行

編著者　手嶋 登志子
発行者　大畑 秀穂
発行所　医歯薬出版株式会社

〒113-8612　東京都文京区本駒込1-7-10
電話　(03) 5395－7626（編集）・7616（販売）
郵便振替番号 00190-5-13816

乱丁，落丁の際はお取り替えいたします　印刷・壮光舎印刷／製本・愛千製本所
© Ishiyaku Publishers, Inc., 1999, 2010. Printed in Japan ［検印廃止］

本書の複製権・翻訳権・翻案権・上映権・譲渡権・貸与権・公衆送信権（送信可能化権を含む）・口述権は，医歯薬出版(株)が保有します．
本書を無断で複製する行為（コピー，スキャン，デジタルデータ化など）は，「私的使用のための複製」などの著作権法上の限られた例外を除き禁じられています．また私的使用に該当する場合であっても，請負業者等の第三者に依頼し上記の行為を行うことは違法となります．

JCOPY 〈(社)出版者著作権管理機構　委託出版物〉
本書の無断複写は著作権法上での例外を除き禁じられています．複写される場合は，そのつど事前に，(社)出版者著作権管理機構（TEL 03-3513-6969，FAX 03-3513-6979，e-mail：info@jcopy.or.jp）の許諾を得て下さい．